AF365299

健康100岁

老年病 防治指南

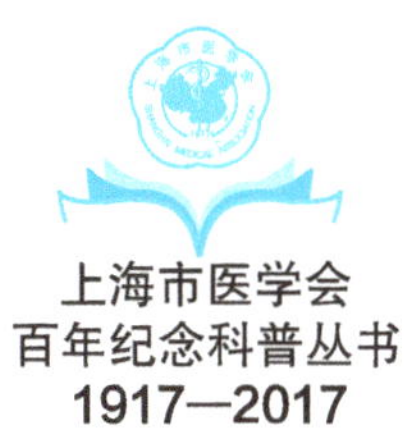

上海市医学会
百年纪念科普丛书
1917—2017

上海市医学会
上海市医学会老年医学专科分会　组编

上海科学技术出版社

图书在版编目(CIP)数据

健康 100 岁·老年病防治指南 / 上海市医学会,上海市医学会老年医学专科分会组编. —上海:上海科学技术出版社,2018.1

(上海市医学会百年纪念科普丛书)

ISBN 978 - 7 - 5478 - 3867 - 9

I.①健…　Ⅱ.①上…②上…　Ⅲ.①老年病—防治—指南

Ⅳ.①R592 - 62

中国版本图书馆 CIP 数据核字(2017)第 317884 号

健康 100 岁
老年病防治指南

上海市医学会

上海市医学会老年医学专科分会　　组编

上海世纪出版(集团)有限公司
上海科学技术出版社　出版、发行

(上海钦州南路 71 号　邮政编码 200235　www.sstp.cn)

字数:110 千　　　　　印张 9
2018 年 1 月第 1 版　2018 年 1 月第 1 次印刷
ISBN 978 - 7 - 5478 - 3867 - 9/R · 1537
定价:30.00 元

___

内容提要

“年纪大了总喘不上气，怎么办？”

“同样的疾病，年轻人和老年人有什么不同？”

“老年人该如何养生才能健康长寿？”

诸如此类的问题困扰了诸多老年人，本该安享晚年的他们备受病痛的折磨。本书针对老年群体常见的健康疑问进行解答，让老年人及其家人掌握更多科学的医学知识和保健养生知识。

本书分为两大部分。第一部分“读经典”摘编了上海市医学会老年医学专科分会的专家历年来的科普佳作，介绍了十余种老年常见疾病。第二部分“问名医”则从身体的各大系统出发，针对性地解答老年疾病的疑点和困惑，涵盖心血管、呼吸、消化、内分泌等系统的重要内容。各大医院老年科或专科的医生以其丰富的临床经验，讲解通俗易懂且贴近生活的医学保健知识，有助老年人更加健康长寿。

这本家庭必备的老年病防治指南，助每一位老年人延年益寿，向着“健康100岁”的目标迈进。

总　序

上海市医学会成立于 1917 年 4 月 2 日，迄今已有 100 年的悠久历史。成立之初以"中华医学会上海支会"命名，1932 年改称"中华医学会上海分会"，1991 年正式更名为"上海市医学会"并沿用至今。

百年风雨，世纪沧桑，从成立之初仅 13 人的医学社团组织，发展至今已拥有 288 家单位会员、22 000 余名个人会员，设有 92 个专科分会和 4 个工作委员会，成为社会信誉高、发展能力强、服务水平好、内部管理规范的现代科技社团，荣获上海市社团局"5A 级社会组织"、上海市科协"五星级学会"。

穿越百年历史长河，上海市医学会始终凝聚着全市广大医学科技工作者，充分发挥人才荟萃、智力密集、信息畅通、科技创新的优势，在每一个特定的历史时期，在每一次突发的公共卫生事件应急救援中，均很好地体现了学会的引领带动作用。近年来，在"凝聚、开放、服务、创新"精神的指引下，学会不忘初心，与时俱进，取得了骄人的成绩。

2016 年，习近平总书记在"全国卫生与健康大会"上发表重要讲话，指出"没有全民健康就没有全面小康"，强调把人民健康放在优先发展的战略地位。中共中央、国务院印发的《"健康中国 2030"规划纲要》明确了"共建共享、全民健康"是建设健康中国的战略主题，要求"普及健康生活、加强健康教育、提高全民健康素养"，要推进全民健康生活方式行动，要建立健全健康促进与教育体系，提高健康教育服务能力，普及健康科学知识等。上海市医学会秉承健康科普教育的优良传统，认真践行社会责任，组织动员广大医学专家积极投身医学科普创作与宣传教育。

近年来，学会重点推出了"健康方向盘"系列科普活动、"架起彩虹桥"系列医教帮扶活动和"上海市青年医学科普能力大赛"三项科普品牌。通过科普讲座、咨询义诊、广播影视媒体宣传以及推送科普文章或出版科普读物等多形式、多渠道，把最前沿的医学知识转化成普通百姓健康需求的科普知识，社会反响良好。配合学会百年华诞纪念活动，其间重点推出了百场科普巡讲活动和百位名医科普咨询活动。上海市医学会以其卓有成效的科普宣教工作受到社会各界好评，荣获上海市科委颁发的"上海科普教育创新奖-科普贡献奖（组织）二等奖"、中华医学会"优秀医学科普单位"和"全国青年医学科普能力大赛优秀组织奖"，成为上海市科协"推进公民科学素质"百家示范单位之一。

为纪念上海市医学会成立 100 周年，同时将《"健康中国 2030"规划纲要》精神进一步落到实处，我们集中上海医学界的学术领袖和科普精英编著出版这套科普丛书，为大众提供系统的医学科普知识以及权威的疾病防治指南，为"共建共享、全民健康"的健康中国建设添砖加瓦。在这套丛书里，读者既可以"读经典"——呈现《再造"中国手"》等丰碑之作，重温医学大家叱咤医坛的光辉岁月，也可以"问名医"——每本书约有 100 名当代名医答疑解惑，解决现实中的医疗健康困扰。既可以通过《全科医生，你家的朋友》佳作，找到你的家庭医生，切实地感受国家医疗体制改革的努力给大众带来的健康保障；也可以领略《从"削足适履"到"量身定制"——医学 3D 打印技术》《手术治疗糖尿病的疗效如何》等医学前沿信息，感受现代医学科技进步带来的福音。

经典丰满的内容，来源于团结奋进、齐心协力的编写团队。这套丛书涉及上海市医学会所属的 50 余个专科分会，编委达 2 000 余名，参与编写者近 5 000 人，堪称上海市医学会史上规模最大的一次集体科普创作。我相信，每一位参与科普丛书的编写者都将为在这场百年盛典中留下手迹，并将这些健康科普知识传播给社会大众而引以为荣。

在此，我谨代表上海市医学会，向所有积极参与学会科普丛书编著的专科分会编委会及学会工作人员，向关注并携手致力于医学科普事业发展的上海科学技术出版社表示衷心的感谢！

源梦百年、聚力同行，传承不朽、再铸辉煌。愿上海市医学会薪火不熄，祝万千家庭健康幸福！

上海市医学会 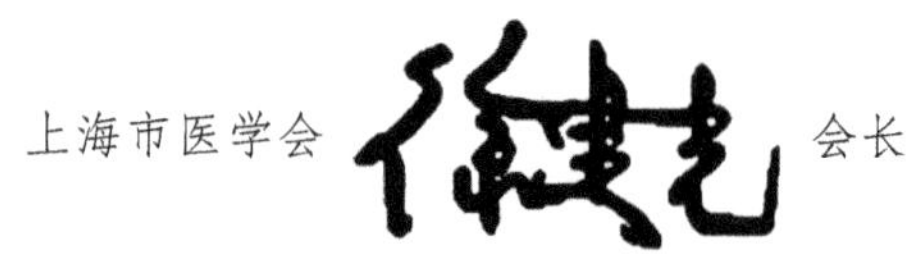 会长

2017 年 5 月

前　言

　　喜逢上海市医学会百年华诞，市医学会组织各专科分会结合各自特色编纂科普读物，以飨社会。上海市医学会老年医学专科分会闻风而动，诸理事主动请缨，踊跃承领各相关内容的撰写，几经商议，书名定为上海市医学会百年纪念科普丛书老年医学分册《健康 100 岁·老年病防治指南》。

　　当下，人口老龄化的浪潮正席卷而来。统计至 2016 年底，上海 60 岁及以上的老年人口已占户籍人口的 31.6%，全市人均期望寿命已达 83.18 岁。如何让老年人不仅活得长，还能活得健康、精彩、有质量，这就需要让老年人及其家人掌握更多的、科学的医学知识和保健养生知识，以更好地配合老年医学工作者进行有效的健康管理。这正是我们努力编写本书的真意所在。

　　本书具有以下特点：一是内容全面，涵盖了老年心血管、呼吸、消化、内分泌代谢、肾脏、血液、风湿、肿瘤、神经、精神、外科、皮肤、耳鼻咽喉、眼科、中医等各主要专科的内容；二是实用性强，基本聚焦了老年人常见的健康方面的疑点和困惑，进行有针对性的解答，读后会让人豁然明了；三是观念先进，作者均为各大医院多年从事老年医学专科，又不断汲取国内外最新理论知识的专家，故其观点具有相当的科学性；四是深入浅出，以问答的形式进行阐述，通俗易懂，易学、易记、易做，适合老年人阅读。

　　本书编写过程中，得到了上海市医学会徐建光会长、颜世洁常务副会长的全力指导、支持，以及本分会秘书李瑾、殷少军主任的鼎力相助，在此一并感谢！

复旦大学附属华东医院院长

上海市医学会老年医学专科分会主任委员

俞卓伟

2017 年 11 月

其|他|老|年|病|保|健| …………………………………………………… 105

CHAPTER ONE

读 经 典

一、"不安腿综合征"——睡眠偷掠者

　　有些人的双腿就像"中了邪"一样无法停止活动，因为一旦安静下来，犹如蛆虫蠕动、小虫啃咬、蚂蚁行走般，或是瘙痒、拉扯、牵引般的感觉就会涌上双腿，让人无法忍受一分一秒，迫不及待地想动动双腿，试图甩掉这种感觉。而更为残忍的是，他们无法获得一个安稳的睡眠，因为这种难以忍受的感觉在夜间躺下来的时候尤为严重。这种"腿不由己"的痛苦不仅折磨着他们的身体，更是折磨着他们的心灵。他们无法判断这种痛苦的来源，常常怀疑是否是自己的精神出了问题。他们不敢向家人、朋友、同事倾诉，因为怕招来"神经病"的耻笑。更无助的是，当他们寻求医生的援手时，非专科医生只会表示爱莫能助或给他们扣上"心理疾病"的帽子。

　　现代科学已经寻找到了这一睡眠的"杀手"，称之为"不安腿综合征"或"不宁腿综合征"。它不是"心病"，更不是癔症，它确确实实是一种神经内科疾病。它可以单独发生(这部分人通常具有家族遗传性)，也可以与其他疾病共同发生，如贫血、尿毒症、周围神经病、糖尿病、甲状腺功能减退等。该病人群覆盖率广，不仅影响中老年人群，而且涉及多动的儿童、怀孕的妇女，因此它是一种极为常见的疾病。

　　值得安慰的是，这是一种可以治疗的疾病，非药物性和药物性方式都有缓解症状的作用，尤其是药物研究更是在不断地推陈出新，普拉克索、多巴丝肼等都有良好的缓解作用，专科医生对此能够提供科学的保障。

（周海燕　陈生弟）

○ 摘编自《新民晚报》2008 年 7 月 14 日

—— 专家简介 ——

陈生弟

　　陈生弟，上海交通大学医学院附属瑞金医院神经内科主任、主任医师、教授。世界神经病学联盟帕金森病及相关疾病研究委员会委员，中国医师协会神经内科医师分会副会长兼帕金森病及运动障碍专业委员会主任委员、老年医学科医师分会副会长，中国神经科学学会副理事长兼神经病学基础与临床分会主任委员。长期致力于帕金森病和阿尔茨海默病的临床和基础工作。

二、"健康"老年人，警惕衰弱综合征

85 岁的张大娘近一年总是感觉疲乏、沮丧，做家务时力不从心，生活自理能力越来越糟。但她去医院检查，各项指标均无明显异常。张大娘纳闷：是医师没有查出病来，还是自己真的老了？ 其实，张大娘患的是衰弱综合征。

衰弱综合征是指人体因生理储备不断下降和(或)健康缺陷不断累积而出现的、抗应激能力减退的状态，较小的刺激即可造成负性临床事件。其患病率在社区老年人群中为 5%～15%。衰弱综合征是老年人失能的前兆，预示着较高的住院、失能和死亡风险，其表现不仅有躯体功能障碍，还包括心理障碍。患衰弱综合征的老人常常诉说无力、疲惫、体能减弱、运动减慢、体重不明原因下降。

加拿大健康与衰老研究将老年人健康至衰弱分为 9 个等级。

1 级(非常健康)：身体强壮、积极活跃、精力充沛、充满活力，定期进行体育锻炼，处在所在年龄段的最健康状态。

2 级(健康)：无明显疾病症状，经常进行体育锻炼，比较活跃。

3 级(维持健康)：存在可控制的健康缺陷，除常规行走外、无定期体育锻炼。

4 级(脆弱易损伤)：日常生活无需帮助，但身体的某些症状会限制日常活动，常主诉为行动缓慢、疲乏。

5 级(轻度衰弱)：有明显的动作缓慢、日常生活需要帮助(如去银行、乘公交车、干重的家务活、用药等)，轻度衰弱会进一步削弱患者独自在外购物、行走、备餐及做家务活的能力。

6 级(中度衰弱)：所有室外活动、在室内上下楼梯、洗澡等均需要帮助，穿衣可能也需要一定辅助。

7 级(严重衰弱)：个人生活完全不能自理，但身体状态较稳定，6 个月内无死亡危险。

8 级(非常严重的衰弱)：生活完全不能自理，已接近生命终点，不能从疾病中恢复。

9 级(终末期)：接近生命终点，生存期小于 6 个月。

临床上可采用 FRAIL 量表(衰弱量表)评估老年人，符合下列 5 项中的 3 项或以上者，可诊断为衰弱；1～2 项者为衰弱前期；0 项为非衰弱。

①疲劳：在过去 4 周的大部分时间内感到疲惫、做每一件事情都觉得力不从心；②耐力：无工具辅助不能独立上 10 个台阶；③行走：无工具辅助不能独立行走数百米；④疾病：患下列 5 种或以上疾病，包括高血压、糖尿病、癌症(微小皮肤癌除外)、慢性肺病、慢性充血性心力衰竭、心绞痛、哮喘、关节炎、卒中、肾脏病；⑤消瘦：在过去一年内体重减轻超过 5%。

衰弱综合征是可以预防的，早期干预可有效逆转衰弱，但对重度衰弱的患者，效果不理想。70 岁以上的老年人应进行衰弱综合征的筛查，以便及时发现疾病、尽早干预。伴有心力衰竭、肾功能衰竭、肿瘤、糖尿病及需手术的老年人尤其能从衰弱的早期筛查和干预中获益。

衰弱综合征通常可采用锻炼、营养补充、用药管理、减少医疗伤害等综合手段干预。耐力运动可改善肌力、下肢肌容量和行走速度，提高机体灵活性和功能。营养干预可改善体重下降和营养不良。评估患者用药情况，及时纠正不恰当用药，能避免药物带来的伤害。对衰弱老年患者来说，各种侵入性检查和治疗会导致更多并发症，损害其生活质量，故中重度衰弱者应避免过度医疗行为。

（倪秀石）

○ 摘编自《大众医学》2017 年 3 月

—— 专家简介 ——

倪秀石

倪秀石，上海交通大学附属第一人民医院老年医学科主任、医学博士、主任医师、教授。世界神经病学联盟神经超声研究学会会员，中国老年保健医学研究会理事，上海市医学会老年医学专科分会委员。擅长老年脑血管疾病、老年认知功能障碍等老年神经系统疾病的诊治。

三、摆脱偏头痛的 5 个妙招

偏头痛不一定是偏侧头痛，可以固定在一侧，可以双侧交替，也可以双侧同时头痛。因此，患者千万不要自己诊断偏头痛，特别是初发患者。偏头痛应由专科医师根据患者的病史、体征和 CT/MRI 等辅助检查结果综合判断，以免误诊。偏头痛是一组最常见的血管性头痛，表现为单侧或双侧胀痛或跳痛，伴有恶心、呕吐、畏光、畏声等症状，睡眠后头痛常可缓解，间隙期正常。目前，尚无根治偏头痛的方法，因此，减少偏头痛的发作次数、减轻偏头痛的严重程度、缩短偏头痛的发作时间，成为偏头痛防治的重要内容。以下一些建议，或许成为偏头痛患者对付偏头痛的妙招，不妨一试。

（1）饮食宜和忌：酪胺酸是造成血管痉挛的主要诱因，偏头痛患者最好远离这些食物，如奶酪、巧克力、柑橘类食物，以及腌渍沙丁鱼、鸡肝、西红柿、牛奶、乳酸饮料等。还应少吃香肠、热狗、火腿、腊肉等腌熏肉类食品。这些食品含有亚硝酸盐，会诱发偏头痛。含味精多的食品也会诱发偏头痛，尽量少吃。吃冰激凌或冷饮后均可引起冷刺激性头痛。另外，所有酒精类饮料都可能引发头痛，特别是红酒，含有更多诱发头痛的化学物质。研究发现，阿斯巴甜会过度刺激或干扰神经末梢，增加肌肉紧张，从而引发偏头痛。对代糖食品过敏的人，只要啜饮一小口含阿斯巴甜的低糖汽水，就会引发头痛。如果想要增加食物或饮料的甜度，最好用蜂蜜替代白糖和代糖品。绿茶中的物质可有效缓解偏头痛，因此可以适量地饮用绿茶来减少偏头痛的发作。

（2）避免寒冷、强光和清洁剂：偏头痛患者受冷或冷刺激后 10 分钟会引起头痛。隆冬时节将头部暴露在冷空气中、夏天突然进入空调房间、游泳时水温过低，或暴晒、淋雨均可引起偏头痛。此外，强烈的阳光和反射闪光能使偏头痛的发病率上升 25％～30％。因此，有偏头痛的人外出时最好戴上太阳眼镜，避免强光照射。另外，嘈杂、空气浑浊、闷热的环境能诱发偏头痛，因此，应避免待在这样的环境中。有 70％以上的偏头痛患者对吵闹声超乎寻常地敏感，因此装修房屋时，最好加强房间隔音效果，窗帘也选择稍厚一点的布料。此外，强烈的气味如香烟、雪茄、油漆、汽车尾气、清洁剂、化学洗涤剂、印刷油墨等，会引发偏头痛。家里应经常开窗通风，外出尽量避免接近加油站等有强烈刺激气味的场所。

（3）勤做肩颈运动：专家发现，颈部和肩部肌肉的某些部位承受压力时会加剧偏头痛，甚至令从未有过偏头痛的人患上慢性偏头痛。因此，需要长时间使用计算机的上班族，要注意屏幕和座椅高度及坐姿，且每工作 50 分钟休息 10 分钟，并常常运动颈肩部。此外，揉太阳穴、梳摩痛点也很有效：用双手中指按太阳穴转圈揉动，先顺时针揉 10 圈，再逆时针揉 10 圈，反复 5～10 分钟；或将双手的 10 个指尖放在头部最痛的地方，像梳头那样进行快速梳摩，每次来回梳摩 100 下，每天 2～3 次。注意，有些偏头痛患者对剧烈运动敏感，特别是头部的运动会诱发偏头痛，应避免剧烈运动和过度锻炼。

（4）学会减压：如果患者因工作压力而导致偏头痛，不妨经常泡泡温水浴，或尝试呼吸训练和调息的运动，如瑜伽、气功，可帮助患者稳定自主神经系统，减缓焦虑、肌肉紧绷等症状。另外，维持规律的作息，避免熬夜也很重要。即使在假日也定时睡觉、起床，睡眠不足或睡太多都容易引发偏头痛。此外，女性应少扎或不扎马尾辫。人们的头皮布满了神经和血管，相当敏感。一旦有不当的压迫、拉扯都很容易造成血管收缩、神经反射，引起头痛。

（5）避免过分恐惧或依赖药物：从临床情况看，大多数偏头痛患者缺乏正确的防治知识。一些患者的偏头痛频繁发作时，宁愿忍着剧痛也不愿使用止痛药，导致发病频次增加，形成恶性循环，增加痛苦。有些患者则过度依赖药物，为追求所谓的根治，使用一些疗效和安全性不确定的药物或偏方，稍有头痛即服用各种各样的止痛剂，导致药物耐受、疗效减退、不良反应累积，甚至诱发药物性偏头痛。其实，偏头痛的药物治疗应个体化，并在专科医生指导下进行。正确的做法是：偏头痛发作频次每月大于 2～3 次时应进行预防性治疗，偏头痛发作在疼痛一开始或有先兆的时候就应服用止痛药，以缩短发病时间，减少不必要的痛苦感。需要注意的是，女性患者偏头痛倾向在月经来潮前发作，怀孕后发作减少，发病可能和内分泌相关。有些女性首次服用避孕药后，便开始偏头痛发作。因此，偏头痛患者需慎用避孕药。此外，某些易感个体服用硝苯地平（心痛定）、硝酸异山梨酯（消心痛）或硝酸甘油后可出现典型的偏头痛发作，这些患者需慎用血管扩张药。

偏头痛患者在日常生活中应从上述各个方面留心，也可尝试记录头痛日记，包括每月头痛发作的次数、强度、持续时间、伴随症状，以及每次头痛的诱发因素、缓解因素、用药记录等，不仅有利于医生诊断，还可以帮助自己尽量避免诱发因素，预防偏头痛的发作，维护身体健康。

（倪秀石）

○ 摘编自《大众医学》2012 年 3 月

四、别把老年性痴呆当抑郁

75 岁的陈阿姨自从 3 年前老伴去世后，生活就发生了明显的改变：越来越不爱出门，每天都待在家里，总觉得提不起精神，白天无精打采，晚上无法入睡，记忆力越来越差，前说后忘，不愿做家务。家人以为陈阿姨是因为老伴的去世而出现情绪问题，总有一天会好起来的。然而，陈阿姨的记性却越来越差，直到有一天在自家小区附近竟然找不到回家的路，家人才意识到病情的严重，带陈阿姨到医院就诊，最后被诊断为阿尔茨海默病（俗称老年性痴呆）。

从 60 岁步入老年期后，人们不得不逐渐面对生活中的丧失：社会功能、社会地位、健康、体力，甚至是身边的至亲好友。这对于老年人的心理承受能力无疑是个巨大的挑战。抑郁情绪在老年人中并不少见，临床和亚临床抑郁的比例可占整个老年人群的 10％～20％。抑郁症状常表现为少语、运动迟缓、记性差、思考能力减退，因此常被称为"假性痴呆"。那么，两者之间到底是什么关系？会相互转化吗？在日常生活中，老年人又该注意些什么呢？

老年人提不起精神、不爱出门、记忆力差，而且还存在特定的生活应激事件，看上去很像老年期抑郁。但是，抑郁和痴呆虽有相像之处，临床特点却仍存在差异，可以根据以下几点做初步判断。

（1）起病快慢不同。痴呆起病隐匿，缓慢加重，常常到疾病中、晚期才引起重视。当患者初次就诊时往往已经起病数年之久。询问病情时，患者或家属也很难说清具体开始的时间。而抑郁症则不同，患者及家属在描述病情时，常常可以说出明确的起病时间或诱发事件，病程相对较短，常以周、月作为时间单位。

（2）情绪表现不同。抑郁患者的抑郁情绪比较稳定，在发病期间，患者表现为持续性的情绪低落，兴趣缺失，对未来悲观失望甚至绝望，直到自然病程的改善或干预措施的实施之后才逐渐改善。而痴呆患者的抑郁情绪多变、不稳定、时好时坏，情绪的控制能力较弱，有时会伴随激惹性增高。与抑郁症的情绪低落不同，痴呆患者的情绪障碍除了抑郁，还常表现为情感淡漠、多疑，对生活中重要的人物和事件表现得越来越漠不关心。

（3）对抗抑郁药物的反应不同。抑郁症患者在使用抗抑郁药物后病情能逐渐改善，伴随着情绪的改善，认知功能也常常同步改善。而老年性痴呆患者对抗抑郁药物治疗的反应则不同，即使服用抗抑郁药，其记忆力、认知功能、日常生活能力会呈持续性下降趋势，很难逆转。

老年期抑郁和老年性痴呆之间的关系略显复杂，它们虽然在本质上是完全不同的两种疾病，但是，抑郁情绪可以是痴呆患者的早期表现。对于出现抑郁情绪并伴随认知功能下降的老人，在早期往往很难做出明确诊断，但随着病情的进程，其发展趋势会越来越明显。对痴呆患者而言，其认知功能会越来越差，生活自理能力逐渐下降，抑郁情绪渐渐不那么显著，取而代之的是对周围环境和他人越来越不关心，最终变为寂静无波的淡漠。除此以外，老年期抑郁和老年性痴呆可以共病，会有部分的抑郁患者最终转变为老年性痴呆。两者之间的转化不是必然，但的确存在一定的概率，需要引起重视。因此，有抑郁情绪的老年人应及早就诊，在医生的指导下规范治疗。

特别提醒

抑郁和痴呆是对老年人造成严重影响的两种精神疾患，其早期表现有相似之处，容易被忽视。如果出现一定程度的情绪和记忆问题，应该及时到医疗机构寻求帮助，在医生的指导下，积极主动地面对问题，不要错过疾病早期干预的时机。

（许　桦　肖世富）

—— 专家简介 ——

肖世富

肖世富，上海交通大学医学院附属精神卫生中心老年精神疾病诊治中心主任兼科主任，上海交通大学阿尔茨海默病诊治中心主任，医学博士、主任医师、教授。中国医师协会老年医学科医师分会副会长，中国老年保健协会老年性痴呆及相关疾病专业委员会副主任委员。

五、脑卒中的两大分类

　　脑卒中俗称为中风。卒中主要分两类：缺血性卒中和出血性卒中。缺血性卒中约占 85%，而出血性卒中约占 15%。当然，这只是两个最常见的类型。还有一些少见的情况，比如颅内静脉窦血栓形成，可以引起静脉性的梗死，还有颅内外的血管畸形、血管炎等。2015 版的《中国脑血管疾病分类》将脑血管病分为 13 类。但有一点需要注意，有时候症状很像卒中，却不一定诊断为卒中，比如低血糖引起的类似卒中的症状也是很常见的。

　　缺血性卒中，又称为脑梗死，即血管狭窄或血块堵塞血管引起的脑部血液供应障碍，使局部脑组织缺血缺氧导致神经功能障碍。我们知道，血液有凝固反应，这在我们的日常生活中是必要的，并且是有益的。试想一下，一个伤口造成的出血，如果没有血液的凝固作用，出血就不会停止。但在卒中的发病中，凝结的血块就成了罪魁祸首，它造成了脑血管的阻塞、脑血流供应的中断，于是就发生了脑缺血。脑缺血根据症状持续的时间和缺血引起的神经细胞损伤是否可逆，可分为短暂性脑缺血发作和脑梗死。

　　引起脑梗死的原因可以是脑栓塞，即由于血液中的各种栓子（例如房颤患者没有积极抗凝，会有心房内血栓，或颈动脉不稳定斑块破裂、脱落），随血流进入脑部，从而阻塞血管造成脑组织缺血。也可以是动脉粥样硬化引起颈部动脉或颅内动脉狭窄，结果形成脑组织缺血，引起相应的临床症状。各种原因引起的脑梗死可以是大面积梗死，临床上多表现为较严重的症状；也可以仅累及小血管，影像学上仅出现较小的梗死灶，即腔隙性梗死，简称"腔梗"，其临床症状大多数较轻微。

　　短暂性脑缺血发作（TIA），也就是人们常说的"小中风"。广义的短暂性缺血发作，缺血的部位可以是脑，也可以是视网膜或脊髓。但与脑梗死不同的是，这种缺血是暂时的、可逆的，通常其临床症状持续的时间很短，大多不超过 5 分钟，也就是说多数患者的症状会在 24 小时内完全消失。故而以往的临床诊断中以 24 小时为界定标准。但随着医学检测手段的不断进步，越来越多的学者认为短暂性脑缺血发作应被界定在 1 小时以内。需要指出的是，尽管被称作"小中风"，短暂性脑缺血发作却是卒中的严重预警，约 1/3 的"小中风"患者短期内会发展成脑梗死。一些研究显示,在所有的卒中患者中,50％在"小中风"发病后2天内发生脑梗死。因此,"短暂"并不等于"没事",实际上,这种"小中风"也是神经科急诊的范畴。

出血性卒中(出血性脑血管病)是指脑内的血管破裂,血液溢出到血管外造成的脑组织损伤。根据出血的部位,可分为颅内出血和蛛网膜下腔出血(简称"蛛血")。颅内出血即脑出血,俗称"脑溢血",是指脑实质内血管破裂引起的出血,高血压是其最常见的原因。

蛛网膜下腔出血,顾名思义就是血液漏到蛛网膜下腔,即脑组织周围的区域。正常情况下,蛛网膜下腔充满透明的液体(即脑脊液),对浸泡其内的大脑起保护作用。一旦发生蛛网膜下腔出血,整个大脑就被血水所包围,在血液的刺激作用下会出现一系列严重的症状,包括头痛和意识障碍。颅内动脉瘤破裂是蛛网膜下腔出血最主要的病因。动脉瘤可能悄无声息地生长了好多年而不被发现,直到破裂时才被检出,这也是其可怕之处。蛛网膜下腔出血虽不是脑血管疾病的常见类型,但却是死亡率极高的一种疾病,有调查显示,10％～15％的患者在送入急诊科之前便已死亡,而住院的蛛网膜下腔出血患者的患者死亡率也高达40％。

(耿介立)

○ 摘编自《老年人脑卒中 100 问》第二版

—— 专家简介 ——

耿介立

耿介立,医学博士,上海交通大学医学院附属仁济医院神经内科副主任医师。中国卒中学会青年理事会理事,上海市医学会脑电图及临床神经生理专科分会委员,上海市医学会神经病专科分会青年委员。主要从事脑血管疾病和癫痫研究。

六、阿司匹林科学服用指南

阿司匹林是百年老药，人们可能知道头疼发热、关节痛少不了它，但是否知道在心脑血管疾病的药物预防中，阿司匹林具有卓越的作用呢？大量的临床实践证明，它可以降低心肌梗死、脑卒中的发病和死亡风险，是防治心脑血管疾病的基石。

冠心病、脑卒中等疾病都是在动脉粥样硬化的基础上，由于血液中的有形成分血小板聚集等原因导致血栓形成，堵塞血管，造成血流中断而引起的。阿司匹林可使血小板中的环氧化酶失活，从而导致血栓素 A2（一种强烈的血小板聚集促进剂）生成减少，达到抗血栓的目的。

哪些患者应该服用阿司匹林？《阿司匹林一级预防中国专家共识》建议，高危人群应服用阿司匹林以防止心脑血管事件发生。①高血压患者，血压控制满意，同时有下列情况之一者：年龄 50 岁以上；同时具有靶器官损害或有糖尿病。②糖尿病患者，同时有下列情况之一者：有早发冠心病家族史（男＜55 岁，女＜65 岁）；吸烟；高血压；超重与肥胖；蛋白尿；血脂异常。③合并多种危险因素（≥3 项）者：血脂紊乱；吸烟；肥胖；≥50 岁；早发心血管疾病家族史；缺乏运动。④冠心病患者。⑤脑梗死患者。⑥外周动脉（颈动脉、下肢动脉等）粥样硬化疾病患者。⑦心房颤动而未用华法林抗凝的患者。

50 岁以下的高血压患者，无其他合并症、无动脉粥样硬化等并发症者不一定需要服用阿司匹林。

科学服用阿司匹林应该注意如下几点。

（1）剂量：目前认为，75～150 毫克/天的阿司匹林是高危患者长期服用预防严重心脑血管事件的最佳剂量，而剂量过小（＜75 毫克）时，疗效不确定。目前常用量是 100 毫克，每天服用 1 次。一般情况下，不建议隔天服用。

（2）服药时间、服药间隔和剂型：为减少阿司匹林对胃黏膜的损伤，应选用肠溶剂型，而且空腹服用有利于药物吸收，提高生物利用度。有报道称，睡前服用效果更好。如果可以耐受，应该终身服药。

（3）不良反应：阿司匹林的主要不良反应有胃脘疼痛、恶心、呕吐、胃肠黏膜溃疡和出血，即使是小剂量、肠溶片也无法完全避免。症状明显时可与少量制酸药如铝碳酸镁(达喜)、法莫替丁等同服。患胃溃疡、十二指肠溃疡及其他出血性疾病时,阿司匹林应禁忌使用。大剂量阿司匹林会使胃肠道出血的危险加倍,但致命性出血罕见。高血压患者应在血压控制良好的情况下服用,以免增加脑出血的危险。

(4)胃肠道保护:胃肠道出血的高危人群,如高龄、有消化性溃疡史、应用双联抗血小板治疗者(如冠状动脉支架植入术后 1 年内),最好进行^{13}C呼气试验筛查幽门螺杆菌,必要时进行胃镜检查,并采取相应的治疗措施,如杀灭幽门螺杆菌,保护性应用质子泵抑制剂。

(黄高忠)

○ 摘编自《新民晚报》2006 年 12 月 18 日

— 专家简介 —

黄高忠

黄高忠,上海交通大学附属第六人民医院特需医疗科主任,临床医学博士。上海市医学会老年医学专科分会委员,中国医师协会中西医结合医师分会心血管病专家委员会常务委员。擅长诊治高血压、冠心病、心律失常、心力衰竭及老年病。

七、老年人冠心病诊断新认识

随着我国经济的飞速发展，人们的生活节奏不断加快，而不健康的生活方式广泛存在，使得冠心病的发病率和致死率不断上升，同时呈现出一种低龄化趋势。冠心病不再是老年人的专利，而且接近一半的冠心病事件发生在没有典型症状的人群中。这就使得冠心病的早期诊断、及时治疗显得极为重要。

但是，传统的诊断方法只根据临床表现和一般检查来推断冠心病，有时会出现漏诊或不应有的误诊，特别是对于不典型的病例。随着治疗技术的进步，这样的诊断程度已远远不能满足临床上对冠心病患者病情的判定、治疗方法的选择及预后估测的需要。冠状动脉造影技术可以从病理及生理的角度判断冠状动脉病变，是目前临床诊断冠心病的最佳方法。

李某，56 岁，平素身体状况良好，很少出现不适的症状。最近 2 周，他在走路较快时感觉胸部闷痛，心电图检查正常，但医生还是劝他住院，经冠状动脉造影发现，一条主要的冠状动脉狭窄程度达 90%，被确诊为冠心病。当时医生安排他做了冠状动脉扩张术并安置了支架，病痛得以解除。

另有一位 52 岁的张女士，时常出现胸闷、憋气，心电图有轻度的"ST-T 改变"。3 年前，她被戴上了"冠心病"的帽子，一直服药治疗，但未见好转。不久前，张女士住院行冠状动脉造影检查，未发现任何异常，这才摘掉多年的"冠心病"帽子。之后虽然未再服药，但她的胸闷症状明显缓解，心情也比以前好多了。

这就是冠状动脉造影显而易见的好处。冠状动脉造影是一种"眼见为实"的直接诊断手段，可以明确冠状动脉病变的有无、严重程度和病变范围，评价冠状动脉的功能性改变，包括冠状动脉痉挛和侧支循环的有和无；同时可以评价左心室功能。在此基础上，可以根据冠状动脉病变程度和范围进行介入治疗（冠状动脉扩张和支架植入术）；评价冠状动脉搭桥术和介入治疗后的效果；并可以进行长期随访和预后评价。有条件者还可以同时进行冠状动脉内超声检查，对血管内病变进行更全面的评价。

冠状动脉造影的并发症不多，且随着该技术的发展和提高，并发症的发生率逐年下降。因此，对于诊断不明确或药物治疗效果不佳的冠心病患者，做冠状动脉造影时不必有太多的顾虑。但另外一方面，目前也存在不重视病史和一般的辅助检查，过分依赖冠状动脉造影的情况。

这样做有什么不好呢？首先，冠状动脉造影毕竟是一种创伤性检查，可能会引起血管损伤，导致出血、血栓、严重心律失常、心肌梗死，极少数情况下导致死亡。其次，有些心脏症状可能由于心外疾病引起，如肝胆疾病、胃病、反流性食管炎，以及妇女更年期综合征、神经衰弱、抑郁症等。这些情况多可通过仔细询问病史和进行相关的无创性检查而确诊。第三，高血压、心肌病、心脏瓣膜病等其他心脏疾患导致心肌肥厚时，也可有明显的心肌缺血，但并不一定合并冠心病，也不一定需要冠状动脉造影检查。第四，冠状动脉造影诊断冠心病也有其局限性。冠状动脉的狭窄程度和病变处冠状动脉本身的内皮功能、血流储备功能以及心肌灌注功能并不完全一致；而且，急性冠状动脉事件的发生往往并不取决于冠状动脉狭窄程度（即动脉粥样硬化斑块的大小），而取决于斑块的稳定性以及导致心脏事件的病变血管的内皮功能状态。冠状动脉造影的影像只反映管腔的大体解剖结构，不能反映细微的病理改变和粥样斑块的性质。对于最后一点，冠状动脉内超声的诊断价值较大，但设备昂贵、技术要求高，短期内难以普及。

那么，诊断冠心病常用的手段还有哪些呢？

（1）临床表现：心绞痛是冠心病的主要临床症状，其性质常常是压榨性、窒息、憋闷或紧缩感，位于胸部正中偏下方或左胸部，可以向颈部或左上臂放射，多因劳累或情绪激动时诱发，持续 15 分钟以内，但一般不少于 30 秒，舌下含服硝酸甘油后 1～3 分钟明显缓解。典型的症状对冠心病心绞痛和心肌梗死的诊断至关重要，而一些不典型的症状需要仔细询问病史和进行必要的辅助检查，以便与食管、胸壁、肺部疾病的症状或者紧张、焦虑等情绪状态相鉴别，以避免误诊、漏诊。

（2）心电图：诊断冠心病最基本而且简便实用的辅助检查是心电图，无论是心绞痛还是急性心肌梗死，发作时的心电图与发作前后的相比，都有典型的心电图变化。但心电图也存在一定的局限性，如诊断的敏感性和准确率仅达 70%。冠心病在非发作时，50% 以上患者的心电图表现正常，而这些患者即使在胸痛发作时也仅有一半出现心电图异常改变。另一方面,心电图诊断心肌缺血所依据的"ST-T 改变",也可由电解质紊乱、药物、自主神经功能紊乱、饮食、体位改变以及各种其他心脏病等因素引起。

(3) 心电图平板运动试验:运动心电图通过给心脏以负荷,诱发心肌缺血,在诊断冠心病方面比静息心电图有更好的敏感性和准确率,且费用不高、应用方便、易于重复。缺点是有一定风险,女性的假阳性率较高。常用的方法是平板运动试验,让受试者在活动平板仪上步行,运动量可通过改变平板转速及坡度而逐渐增加。运动中持续进行心电监护,间断记录心电图及测量血压,以保证安全并及时发现心肌缺血的线索。

(4) 动态心电图(Holter):常规心电图只能记录静息状态时数十次心动周期的波形,而动态心电图于 24 小时内可连续记录 10 万次左右的心电信号,可提高对一过性心律失常及短暂的无症状心肌缺血发作的检出率,因此扩大了心电图临床运用的范围,并且出现时间可与患者的活动与症状相对应,为临床诊断和治疗提供有分析价值的资料。

(5) 超声心动图:目前主要依据心肌局部的运动状态来推断相应供血冠状动脉的病变,对冠状动脉血管本身的探测仅限定于其近段,且受仪器性能及操作医师技能的影响很大,因而价值有限。但超声心动图可以对心脏形态、室壁运动以及左心室功能进行检查,排除能引起心肌缺血和心绞痛发作的其他心脏疾病,如心脏瓣膜病、心肌病等,是目前最常用的心脏病检查手段之一。

(6) 同位素检查:即核素心肌显像,可以显示缺血区、明确缺血的部位和范围。可以结合注射药物进行负荷试验(心肌再显像),以提高检出率。对因心电图存在某些情况影响判断,或由于患者原因不能做运动心电图检查者尤其适用。但费用较高,且也存在一定假阳性及假阴性。

(7) CT 检查:一般的电子仪器难以在瞬间捕捉到冠状动脉的全程影像,应用多层螺旋 CT 可以进行无创性冠状动脉 CT 血管造影。患者只需静脉注入造影剂,在数分钟内即可完成检查,方便、快捷、准确,患者不需住院,价格也不昂贵,目前已逐渐成为临床上常用的冠心病诊断技术。

(许成燕　黄高忠)

○ 摘编自《大众医学》2014 年 2 月

八、老年人特殊类型的高血压

高血压通常指在安静状态下，测量上臂血压(收缩压/舒张压)大于或等于140/90毫米汞柱。随着监测手段的提高，现已证实，在医院中偶尔测得的基础的、静态的血压并不能全面反映患者在日常生活中的真实血压水平，目前24小时动态血压测量已被广泛接受，并发现了几种临床上容易忽略的特殊类型高血压。

(1) 白大衣高血压：在研究高血压的过程中，人们发现部分患者仅在诊室内测量的血压升高，而在诊室以外的地方血压正常，这一现象被称为"白大衣高血压"，又称"诊所高血压"。如果在诊室外血压高于正常值，但诊室内更高，则称为"白大衣效应"。目前"白大衣高血压"的诊断方法及标准尚不统一，较常采用的是诊室内偶测血压值大于等于140/90毫米汞柱，而动态血压监测的白昼平均血压小于130/80毫米汞柱。在根据诊室内偶测血压值诊断为轻度高血压的患者中，约20％为"白大衣高血压"，多见于女性、年轻人、体形瘦小以及病程较短、病情较轻的患者。

有关"白大衣高血压"的发生机制、自然史和预后目前仍不清楚。近几年来，越来越多的学者认为"白大衣高血压"对靶器官有不良影响，由于"白大衣高血压"患者常伴有多种心血管危险因素，有较高的心血管疾病风险，其损害程度介于正常人群和持续性高血压患者之间。

总的来说，"白大衣性高血压"危险性不大，也无需用药，但是要经常随访，特别是有高血压家族史的人，应当在家里多测量血压，最好每年进行一次动态血压监测。

(2) 隐蔽性高血压：隐蔽性高血压又称"逆白大衣高血压"或被掩盖的高血压，是指诊室内测量的血压正常，而动态血压监测发现白昼平均血压水平升高。这类患者表现为对日常生活中的应激状况或运动有较强的升压反应。多见于男性、老年人、糖尿病患者、代谢综合征患者、诊所血压在正常高值者。据初步研究，隐蔽性高血压患者有很高的心血管疾病风险，甚至可能已有明显的靶器官损害，微量蛋白尿和左心室肥厚的发生率较高，并且常常因为不知晓而未实施降压治疗。

　　如果临床上有难以解释的明显靶器官损害，例如鼻出血、眼底出血、心力衰竭等，应高度怀疑隐蔽性高血压，及时进行动态血压监测，若动态血压或家庭自测白天血压大于 135/85 毫米汞柱，即可诊断为隐蔽性高血压并开始治疗。否则，诊所血压及其他危险因素即使得到控制，患者仍会发生器官损害或心血管疾病。

特别提醒

　　"白大衣高血压"预后较好，可能会治疗过度，因此宜采取保守的处理措施；隐蔽性高血压预后较差，可能被忽视，因此应实施积极降压治疗。

　　（3）夜间高血压：正常人群和多数轻度高血压患者的血压具有昼夜节律变化的特点，即在夜间睡眠时下降，清晨醒来时上升，上午血压较高，下午至夜间血压逐渐降低。动态血压监测表现为夜间血压（主要指收缩压和平均压）均值与白昼时血压均值相比下降小于 10％，称为"勺型血压"。这种节律变化受环境和机体生理节律的影响。如果夜间血压不降或下降减少，称为"非勺型血压"，又称为夜间高血压。也有人认为不管昼夜血压变化情况，只要夜间收缩压均值大于 125 毫米汞柱和（或）舒张压均值大于 75 毫米汞柱时，就称为夜间高血压。

　　夜间血压升高常由于伴发其他因素引起，如肥胖、吸烟、糖尿病、阵发性睡眠呼吸暂停，以及合并心、脑、肾相关疾病等并发症。同时，夜间血压升高又可加重各种病理改变和并发症的发生、发展。因此，对所有高血压患者，特别是老年、重度高血压，合并上述情况者，都应了解有无夜间血压增高，以采取措施，在控制白昼血压的同时有效地控制夜间血压。在养成健康的生活习惯的同时，对药物治疗采取个体化原则，尽量选择长效降压药或晚间加服一次中效药物。

　　（4）清晨高血压：清醒前后血压呈现上升的高峰称之为血压晨峰。高血压患者清晨血压常上升较快，与心血管事件明显相关，这种清晨上升较为明显的高血压称为清晨高血压。其发生主要由于机体内交感神经及一些内分泌物质的生理节奏变化，与起床后的体位改变及活动增加也有一定关系。

　　控制高血压患者清晨血压的上升，可以减少患者心血管事件的发生，因而成为降压治疗的新目标。其对策首先是强调健康的生活方式，老年高血压患者早晨起床动作宜慢、活动量宜小、逐渐过渡到适宜的日常生活、工作，最好不要太早进行晨练。药物治疗首先应控制诊所和 24 小时血压水平，尽量选用作用较强而且持续时间较长又平稳的降压药物，每天清晨醒后即刻服药一次，能有效控制 24 小时的平均血压水平。某些 β 受体阻滞剂、血管紧张素转换酶抑制药和血管紧张素Ⅱ受体阻滞剂对抑制血压晨峰有独特的作用。如果依然存在明显的晨峰现象，可以将服药时间改为临睡前，联合使用长效 α 受体阻滞剂(如多沙唑嗪控释片)，能有效阻止清晨交感活性增强，但会削弱 24 小时血压控制的效果。

（5）卧位高血压伴体位性低血压：体位性低血压在老年患者中很常见，尤其是应用利尿剂、α 受体阻滞剂(如特拉唑嗪等常用于治疗前列腺增生的抗高血压药)者。有些老年朋友刚起立时或长时间站立后血压下降、感觉头晕，严重时导致晕厥，而卧位时血压可能非常高，尤其是在夜间，使得降压药物调整非常困难。这类患者应避免长时间站立，改变体位时尽量缓慢，使用弹力长袜是一种折中的治疗手段，动态血压监测是评估血压控制是否理想的重要手段。

（6）运动性高血压：运动导致的血压升高是一种常见现象，临床上进行运动试验时，经常会发现受试者的收缩压明显升高，这不仅在高血压患者中可以见到，在那些静息状态下血压正常的人中也可能出现。运动性高血压是在一定的运动负荷下，在运动过程中或刚刚结束时，血压值超出正常人反应性增高的生理范围的一种现象。高血压的定义是人为的、相对的，运动性高血压的诊断标准也不一致，其中一种标准是运动时收缩压大于 200 毫米汞柱和(或)舒张压较运动前上升 10 毫米汞柱，或舒张压大于 90 毫米汞柱。

尽管运动性高血压与一般的运动性升压反应相似，可能仅仅是表现的程度不同，但可能是将来发展成为高血压及其他心、脑血管疾病的独立危险因子，具有一定的病理生理意义。出现运动性高血压时，应积极寻找是否存在其他传统的高血压危险因素，如吸烟、肥胖、糖代谢异常等，及时进行干预。

近年来，有人提出了血压调控异常综合征的概念，包括清晨高血压、非勺型高血压、过度勺型高血压、餐后低血压、直立性低血压、运动后低血压、运动后高血压、餐后高血压等。通过动态血压监测，掌握了这些特殊类型的高血压，就可以采取有效的针对性的预防措施和个体化的合理治疗方案，避免因血压变异性过大加重靶器官损害。

（黄高忠）

○ 摘编自《大众医学》2008 年第 2 期

九、动脉粥样硬化的中医特色治疗

　　动脉粥样硬化就是动脉壁上沉积了一层像小米粥样的脂类,使动脉弹性降低、管腔变窄的病变。高血压、糖尿病、高脂血症等是促进动脉粥样硬化发生、发展的重要因素,而动脉因粥样硬化所致的狭窄又可引起继发性高血压。动脉粥样硬化常常被认为是老年心脑血管疾病的元凶。中医认为动脉粥样硬化是由痰浊和血瘀引起的,称之为瘀证或痰证,主张从活血化瘀和健脾补肾入手治疗。

中医角度谈动脉粥样硬化病因

　　(1) 饮食失节:恣食膏粱厚味,或饥饱无常,日久损伤脾胃,运化失司,饮食不能化生气血,凝聚成痰,痰湿浸渍于血脉,痰瘀交阻,引发本病。

　　(2) 肝肾亏虚:年老体衰或久病劳伤及肝肾,阳虚不能化气行水、温运血脉,阴虚不能滋养血脉,血脉损伤,痰瘀内滞,引发本病。

　　(3) 七情内伤:忧思恼怒,肝气郁滞,气滞血瘀,血脉不畅,气机不利,津液代谢受阻而致痰湿停滞,痰瘀互结于经脉,引发本病。

中医治疗动脉粥样硬化

　　(1) 活血化瘀:中医认为动脉粥样硬化是由痰浊和血瘀引起的,因此,服用一些活血化瘀的药物,平时注意饮食摄入,可以有效治疗动脉粥样硬化。

　　(2) 健脾补肾:中医认为,40 岁后,人体五脏俱虚,功能衰退,使得身体功能不能正常运转,脏腑亏虚,多致动脉粥样硬化。肾为先天之本,为五脏六腑提供精气。治疗动脉粥样硬化从补肾或健脾入手,可以起到安元固本的作用。

如何预防动脉粥样硬化

　　(1) 合理的膳食:膳食总能量忌过高,控制低密度胆固醇和蛋白的摄入。40岁以上者尤应预防发胖,超过正常标准体重者,应减少每日进食的总能量,食用低脂饮食,限制糖的摄入。

　　(2) 饮食清淡:多食富含维生素(如新鲜蔬菜、瓜果)和植物蛋白(如豆类及豆制品)的食物。

（3）进行适当的体育锻炼。

（4）提倡不吸烟，不饮烈酒或大量饮酒(建议可少量喝酿造红酒)。

（顾　耘）

○ 摘编自《金色年代》2014 年第 3 期

—— 专家简介 ——

顾　耘

顾耘，上海中医药大学附属龙华医院大内科主任兼老年科主任，主任医师，教授，医学博士。世界中医药学会联合会老年医学专业委员会副会长，中华中医药学会老年病分会副主任委员，阿尔茨海默病防治协会全国中医药专业委员会主任委员，上海市中医药学会老年病分会副主任委员、瘀证研究分会副主任委员，上海市医学会老年医学专科分会老年中医药专业委员会副主任委员。致力于老年病的中医药临床与研究。

十、肺结核卷土重来，老年患者不可大意

近年来，肺结核又卷土重来，成为威胁人类健康和生命的主要传染病之一。在我国，每 2 个肺结核患者中就有一个是老年人，老年肺结核患者已成为结核病传播的重要源头。这一特征是全球结核病流行的普遍现象。调查发现，结核病发病呈现由低龄人群(青少年)向高龄人群(年龄大于 60 岁者)发展的趋势，肺结核患病率随着年龄的增长逐渐增加，男性到 50 岁患病率直线上升，75 岁达到高峰，女性从 45 岁起，随年龄增长而缓慢上升，到 65 岁上升速度增快，至 75 岁达到最高峰。

为什么结核菌特别容易侵犯老年人呢？医学研究表明，肺是一个免疫器官，老年人由于全身免疫功能下降，加上老年人的肺组织弹性减弱，呼吸道分泌功能降低，这些均使肺清除痰液和抵抗疾病的能力下降，结核菌"乘虚而入"。肺结核没有终身免疫，有些人虽然年轻时患过肺结核并且已痊愈，但到老年期身体虚弱，容易使原先潜伏的结核病灶产生重新活动的机会，即所谓的"死灰复燃"。还有一些患者，原先的结核病灶一直未被治愈，拖延至老年期，导致内源性复燃、外源性再燃。这些都是老年结核病增多的原因。

易被漏诊、误诊

老年肺结核容易被忽视或者漏诊、误诊，包括以下主要特点。

(1) 症状隐蔽不典型：据统计，1/4 的老年肺结核没有症状，很少出现午后低热的症状，常无盗汗，甚至有些活动性肺结核，痰中排出大量结核菌也不出现症状。结核菌素皮内试验阳性率低和 X 线表现不典型，是漏诊、误诊的常见原因之一。另外，老人患肺结核多表现为咳嗽与气喘，易误诊为气管炎、肺气肿等慢性呼吸道疾病。

(2) 并发症增多：老年人患肺结核常并发糖尿病、慢性支气管炎、高血压、冠心病等非结核病。

(3) 病情进展快：老年人体质较弱，全身免疫功能减退，一旦感染结核菌或陈旧病灶复发，往往病情甚重，很快出现空洞，且以干酪样坏死性空洞或纤维厚

壁空洞多见。离退休老人常聚在一起，接触密切，排菌机会多，易传染给他人，造成老年人群结核菌的传播蔓延，而且不少无症状或较轻症状的老年肺结核患者仍在料理家务或照看孙辈，成为隐蔽传染源，造成广泛传播。

（4）药物疗效低：初诊老年肺结核患者及一些复发老年肺结核患者，对抗结核药物的敏感性均低于青壮年患者，可发展为难治性肺结核。

（5）病死率高：由于老年人生活自理性差，再加上精神创伤、营养失衡等多种原因，常造成病情反复或加重，最后可导致感染性休克、呼吸衰竭而死亡。因此提醒老年人，当久咳或气喘时应进行肺部 X 线检查，及早发现病情，及时进行治疗和休息。

早期发现是关键

如何诊断老年肺结核呢？早期发现是关键。

（1）抓住轻型老年人肺结核的蛛丝马迹：不典型的症状有全身无力、精神差、低热、咳少量清痰、食欲下降、体重减轻等，特别是对于有呼吸道症状，或有 2 周左右原因不明的发热而不论有无呼吸道症状的老年人，均应到医院进行全面检查。

（2）结核菌素试验（PPD）可做参考：重视痰涂片检查结核菌，连续检查早晨第一口痰，患者的阳性率相当高。

（3）肺结核的影像学表现多种多样：由于老年群体的特殊性，老年人肺结核的表现常常呈现不典型性，这给临床诊断带来了一些困难。综合起来，老年性肺结核影像学呈现"三多"特点，即慢性纤维空洞型肺结核多、病变发生空洞多、肺气肿多。当无创检查不能确诊时，活检就显示出其诊断优势了，常用的有浅表淋巴结活检、胸壁穿刺胸腔活检、经纤支镜支气管活检，相对简单，安全且损伤小。另外，及时做胸部 X 线摄片和 CT 检查有助于排除其他疾病。

老年人肺结核的全程治疗

老年人一旦确诊肺结核，应严格遵照"早期、联合、适量、规律、全程"的治疗原则。由于老年人生理机能老化，各系统功能低下，对药物吸收、分布代谢、排泄的能力减弱等因素，因此老年肺结核的治疗要注意个体化原则，第一线可选用的抗结核药有异烟肼、利福平、乙胺丁醇。由于老年人对抗结核药物的耐受性差，易发生肝肾功能损害，不应强调统一的治疗方案，应根据具体情况，在医生指导下进行治疗。

另外，老年人用抗结核药剂量应比中青年人剂量略低，每日剂量应为青壮年药量的 2/3～1/2。一般情况下少用氨基糖苷类药物如链霉素、阿米卡星，避免不良反应的产生，主要是注意药物的肾毒性和耳毒性。由于一些老年人身患多种慢性病，用药种类较多、时间长，加上老年人视力差、记忆力衰退、味觉不灵敏，情绪易波动，服药依从性较差，稍有不慎就忘记吃药或吃错药，特别是有些老年肺结核患者服药"三天打鱼，两天晒网"，很不规律，有时只吃一两种抗结核药，增加了耐药性而影响疗效。为了保证规律用药，应制订合理的化疗方案，掌握用药剂量，选择合理用药方法，对老年肺结核患者强调"全程督导"的治疗方案。患者本人和家属应了解所用药物的不良反应，并随时注意观察，如有不适，应及时到医院检查。

同时，注意摄入足够的营养素，比如乳类、豆制品、鱼类和瘦肉等优质蛋白质，足量的钙、铁和维生素等。对于免疫功能低下者，可以用一些免疫增强剂，如胸腺肽、转移因子等。另外，老年人平时应注意加强身体锻炼，科学营养，有助于强壮身体、提高免疫力，并改善环境卫生。老年肺结核患者应适量进行户外活动，呼吸新鲜空气，并注意休息和高营养饮食，提高对肺结核的免疫力，有利于疾病的康复，对疾病的预后和康复起到事半功倍的效果。

（殷少军）

○ 摘编自《上海中医药报》2009 年 4 月 3 日

—— 专家简介 ——

殷少军

殷少军，上海交通大学附属第六人民医院东院呼吸科主任，主任医师，博士生导师。上海市医学会老年医学专科分会委员兼秘书。

十一、老年肺气肿发展防控

74岁的陈老先生,患有多年的气管炎并伴有肺气肿。最近他的病情明显加重,行动时呼吸困难,腹胀。但他又不愿意去医院,认为这病在医院也是养,在家里也是养,住医院还给儿女添麻烦。但在家里休养,该如何养护身体,防止病情进一步加重呢?

"气不够用"警惕肺气肿

随着年龄增长,有些老年人活动时常常感到"气不够用",出现这种现象应及早到医院进行肺功能检查,确定是否是肺气肿在作祟。所谓肺气肿,俗话讲就是肺充气膨胀增大,医学上是指末梢肺组织(肺泡管、肺泡囊和肺泡)过度膨胀或破坏,导致残气量增多、充气过度的一种病理状态,它是支气管和肺部疾病常见的并发症,而老年肺气肿则是由于肺组织生理性退行性改变所致。

谈到肺气肿,许多人存在认识上的误区,认为不吸烟就不会得肺气肿。但近年来,随着大气污染,肺气肿发病率呈增长趋势。老年肺气肿初发症状常常隐匿,易被忽视,主要症状是气短,轻者仅在体力劳动、上楼、登山或爬坡时感到气短。随着病情加重,气短逐渐明显,从事日常家务、少量活动以及平地走路时即会出现,严重时在静息状态也会出现。

在一些诱发因素(如呼吸道感染等)激发下,肺气肿患者易出现症状加重,主要表现为缺氧,如口唇发紫、头痛、头晕等。若反复发作,将导致严重的并发症,包括肺大疱破裂后引起的自发性气胸、肺源性心脏病、呼吸衰竭及肺性脑病,严重损害心脏、大脑、肝脏、肾脏、胃肠道等功能,即"因肺致残"。由于日常活动能力受限,还会引起各种心理障碍,比如焦虑和抑郁等,严重影响老年朋友的身心健康。

积极防治，带病延年

肺气肿一旦发生，不可逆转，仅靠药物治疗难以奏效。采取有效的综合防治方法，可大大延缓病情的发展，使患者带病延年。

（1）避免异常气体吸入。患者必须戒烟、避免被动吸烟以及厨房油烟等，避免烟雾、粉尘和刺激性气体对呼吸道的影响。

（2）加强肺功能锻炼。主要措施是缩唇呼吸，患者取坐位，一手放在胸前，一手放在腹部，吸气时用鼻吸入，尽量将腹部挺出；呼气时缩唇做吹口哨样，缓慢呼气并收腹，胸廓自然下移。每分钟呼吸 7～8 次，早晚各锻炼 1 次，每次 10～20 分钟，以锻炼膈肌的活动能力。另外，练气功、打太极拳、定量行走或登梯练习，也可提高肺通气量，改善症状。

（3）用中药调理或接种疫苗（如流感疫苗），或使用免疫增强剂（如胸腺肽等），增加机体免疫力，避免感冒，减少诱发因素。

（4）存在低氧血症的严重肺气肿患者，如动脉血中氧分压（PaO_2）低于 55 毫米汞柱，应进行氧疗。长期吸氧（每天吸氧 15 小时以上）可以延缓病情的发展，若能达到每天 24 小时的持续氧疗，效果更好。

（5）及时进行肺功能检查，确定气流受限程度，并在医生指导下选用合理的药物治疗方案。

（6）胸腔镜下肺减容术。将肺表面的大泡和肺气肿严重部分切除，使肺容量减少 20％～30％，肺功能得到改善。但该术有严格的适应证，不是所有患者都适合。

（7）康复治疗。包括通过正确的呼吸练习，建立有效呼吸；进行体力锻炼，使其与患者日常生活的体力相适应；减轻呼吸道阻塞程度；防治呼吸道感染。

（8）饮食宜清淡，多食新鲜蔬菜和水果，如丝瓜、刀豆、萝卜、小青菜、梨、橘子、枇杷、核桃、香蕉等；冬虫夏草炖鸡鸭、羊肉山药汤、枸杞牛骨汤、红枣炖甲鱼等有滋补润肺之功效。忌食辛辣刺激的食品，少食油煎炙烤、甜腻类食品。生活起居要规律，注意规避风寒，避免受凉感冒。

（9）注意心理安抚。患者要保持乐观的精神，科学护肺，消除紧张、焦虑与不安。家属也要参与护肺行动。

（殷少军）

○ 摘编自《家庭医学》2012 年 7 月

十二、老年人腿肿全方位解析

王伯伯总是下肢浮肿，听说"男人脚肿，病得不轻"，他非常担心，去医院做了许多检查，结果被告知没有什么大毛病，医生诊断为老年生理性水肿。

我们知道，水肿是以头面、眼睑、四肢、腹背甚至全身浮肿为主要表现的一种症状，因人体皮下组织间隙中水液积聚而形成。一般来说，水肿常是某些疾病的信号，如心脏疾病、肝脏疾病、肾脏疾病、内分泌疾病和某些营养不良性疾病等。但是，并非所有水肿都由疾病所致，有些水肿持续时间短，多可在夜晚睡觉后消失，第二天午后又出现，对人体健康一般没有不良影响。医学上将这类水肿称为生理性水肿，如睡眠性水肿、摄盐过多性水肿、老年性水肿等。

老年生理性水肿非常多见，这些水肿背后查不出病因，是老年人随着年龄增加而出现的常见症状，主要表现为局部的皮肤紧绷肿胀，以双下肢多见，面部亦可见，用手按压下肢胫骨前皮肤或面部皮肤可见凹痕。水肿常在久坐不动之后发生，尤以下午明显，平卧或抬高下肢后水肿可明显减轻。生理性水肿一般不需治疗。

老年生理性水肿与老年人机体新陈代谢能力下降、机体各系统功能减退、能够与组织中水分结合的皮下酸性黏多糖类物质增多等多种因素相关。在这些因素的综合作用下，老年人容易发生水肿。中医学认为，老年人生理性水肿主要与脾肾功能失调有关。老年人脏腑功能减退，其中尤以脾肾功能下降为主，脾肾亏虚，无法运化、运行水湿，导致水液停滞不行，泛溢肌肤，而成水肿。

虽然老年生理性水肿一般对人体健康没有不良影响，却也或多或少地影响了老年人的日常生活。建议老年人一旦出现水肿，应至医院就诊，排除相关疾病引起的水肿。如确诊为生理性水肿，则可通过以下几点进行防治。

（1）饮食上注意低盐、低脂肪、低胆固醇、少糖，选择富含蛋白质、维生素和无机盐的食物，如芹菜、萝卜、菠菜、西红柿、大豆、蘑菇、大蒜、水果以及豆制品等。

（2）忌食辛辣、生冷、油腻等刺激性物品，戒烟、酒。

（3）睡前 3 小时少喝水。

（4）吃些健脾利水的食物，帮助身体排除水分，如薏苡仁、红豆、玉米须、冬瓜等。

老年生理性水肿在生活起居上应注意：①经常抬高小腿，避免久坐久站，经常活动双下肢。②起居有规律，保持乐观情绪。③适当锻炼身体，以保持气血流通。④保证良好的睡眠。

（温红珠　顾　耘）

○ 摘编自《健康家庭》2014 年 3 月

十三、夏季膏方，进补接力

　　一说起膏方，多数人的反应是"冬令进补，上山打虎"，人们往往会选择在冬季食用膏方。但近年来"夏季膏方"逐渐被越来越多的人所接受、喜爱与推崇。那么夏季究竟能否食用膏方？冬令膏方与夏季膏方的区别在哪里？夏季膏方的效果又如何体现？

　　传统医学认为：春生夏长，秋收冬藏。冬季讲求"养藏"之道，根据中医"天人合一"理论，进入冬天，万物宁静，人体的生理功能处于稳定状态，此时服用一些膏滋剂，便能很好地在体内转化成营养物质，以增强免疫力。冬天人们食欲大增，脾胃运化转旺，在冬季服用滋补为主的养生"膏方"，更有利于把进补的物质保留于体内，被机体吸收、贮藏，以发挥补药的作用。此外，由于"膏方"是极营养之品，细菌病毒也极易在其中繁殖，古时在没有冷藏设备的情况下，膏药很容易变质，而在冬季，膏方保质的时间较长，因此传统膏方进补的最佳时间是冬季。然而在现代化都市，膏方的夏季低温储存已不成问题。

　　作为一种治疗方式，膏方本身并没有特定的阴阳属性，可以补虚祛疾、抗衰延年，因此在一年四季都能服用，特别是对于病后或身体虚弱的人，在夏季也适合用膏方。从"冬病夏治"的理念来讲，夏季膏方是冬令膏方的进补接力。临床上，我们发现冬令膏方疗效会随着时间的推移而衰减，到六七月份时，药力常有"接不上"的感觉，这时就需要"进补接力"。相较冬令膏方，夏季膏方重在"清补"，即在药物选择上不能太滋腻，常常会用一些以动制静的药物，如理气、化湿、祛暑药来做配伍，以免滋腻过甚而损伤脾胃，影响胃口。当然也不可否认，由于夏季易出汗、消耗大，从进补的药效而言，夏季膏方确实不如冬令膏方。

　　夏季膏方适合哪几类人群？

　　(1) 本身存在虚症的亚健康人群。比如，免疫力较差、易感冒，精神不振，快节奏、压力大的工作引起头晕腰酸、疲倦乏力等的人群。

　　(2) 防病治病的人群。膏方作为一种内服膏剂，相较于汤剂食用更方便，药效缓和、持久。也同样适用于一些内科疾病的维持治疗，以膏药缓图，可起到一定的疗效。

　　(3) 延缓衰老的人群。适用于早衰人群或随着年龄增长，机体各脏器功能逐渐下降，开始出现亏虚症状的人群，症状比如发白、秃脱，腰酸背痛、体力不支，精力不足、心悸失眠，记忆减退等。

服用夏季膏方需要注意饮食禁忌等事项。由于膏方中基本都含有人参，一般和参相克的药食品需忌口，像《神农本草经》中"十八反十九畏"明言诸参不能与藜芦、五灵脂同用。食用膏方时也不宜饮浓茶、吃萝卜。人参补气，萝卜破气，吃萝卜会降低补药的效果；而浓茶中含有大量的鞣酸，其与膏药中的有效成分中和后会形成不易被人体所吸收的物质，影响药效的发挥。当然，辛辣油腻的食品也建议少吃，以利于膏方吸收。另外，服用膏方期间如有舌苔厚腻、湿阻严重而影响胃口时，要暂停服用，先健脾化湿，调养脾胃，等苔净后方可加补膏方。在患感染性疾病如感冒、肠炎等时，也要暂停食用，以免"闭门留寇"，延长病程。

膏方都是根据各人的不同体质、不同临床症状，综合辨证后再因人配制的。在日常饮食上，不同体质的人也要根据自身情况忌口相应食品。如阳虚患者在服用温阳膏方时不宜吃寒凉食品；若是热性体质患者，便要忌热性的食物。

（顾　耘）

○ 摘编自《问健康画报》2014 年第 7 期别册

十四、出虚汗，虚在何处

如果在安静状态下，全身或身体的某一部分出汗较多，这种不正常的出汗现象就被称为汗证。生活中，很多人都会遇到这种问题，特别是老人。虚汗主要有"自汗"和"盗汗"之分，白天不因疲劳，或无明显诱因而不时出汗的症状是自汗，中医认为多与气虚有关，睡觉时身体出汗为盗汗，多与阴虚有关。中医学认为，汗为心之液。若出汗太多，将导致精气耗伤，出现精神倦怠、脸色苍白、四肢乏力、不思饮食、容易感冒、睡眠多梦等症状，损害健康，甚至诱发其他疾病。汗证虽然算不上大病，却给生活带来不便甚至痛苦，同时也是身体内部疾病一个不可轻视的信号。汗证是内在疾病的外部表现，如自主神经功能紊乱、甲状腺疾病、结核病、糖尿病、更年期综合征、心血管疾病等。长期的异常出汗不但影响正常的生活质量，还可能加重原有疾病和产生新的疾病，因此必须引起充分重视。具体涉及疾病如下。

（1）心脏病：曾经患过心脏病或隐匿性心脏病的人是汗证的高发群体，究其原因是阴血亏损、精气不足、心气亏虚等所致。中老年人半夜里频出虚汗，需要警惕心衰、心脏功能异常。

（2）结核：盗汗是结核病中毒症状之一，若长期盗汗同时伴有午后潮热、乏力、咳嗽、胸痛、咯血等症状时，应怀疑是否患了肺结核。这主要是交感神经受到结核菌毒素的刺激而过度兴奋所致，要及早去专科医院诊治。

（3）甲状腺功能亢进：由于甲状腺功能亢进，分泌过多的甲状腺素，代谢率增高，表现为神经兴奋性增高，交感神经过度兴奋可出现怕热、多汗，或夜间盗汗等症状。

（4）肿瘤：出汗也是肿瘤、癌症患者的常见症状之一。10％～20％的肾癌患者会出现发热症状，可能是低热伴盗汗，或是中度发热或高热，热型为间歇热。

（5）糖尿病：糖尿病患者多汗的主要原因是自主神经功能紊乱，交感神经兴奋，而致汗腺分泌增加；其次，血糖代谢率增高也是糖尿病患者多汗的原因之一。

（6）许多虚损性的疾病：例如类风湿、红斑狼疮、高血压病、更年期综合征、低血糖、心内膜炎等疾病以及术后体虚、精神紧张、心理压力等因素都可能引起盗汗。

（7）小儿多汗同时伴有吵闹、夜啼、枕部头发脱落等症状可能是由于缺钙。

除了以上疾病，汗证还涉及一些亚健康状态，如心理性汗证，白领面临工作压力和人际关系的压力，是这类病症的高发群体。中医认为这种心理性汗证患者发病与夏日气虚有关。夏日汗多，气随汗脱。精神压力大的人暗耗精血，容易导致气虚产生汗证。现代人工作压力大，精神长期紧张，缺乏体育锻炼，起居不规律，也是引起气虚的重要原因。一般来说，气虚患者还可能有性格内向、情绪不稳定、容易激动或情绪常处于低谷等问题。这些在中医看来属于亚健康状况，可以通过长期中低强度的锻炼和合理的生活饮食来改善。

夏季人们出汗量普遍较多，如果没有其他明显症状，则无需专门的治疗。值得注意的是，如果天气凉爽时仍然汗如雨下，或者伴有比较典型的身体其他系统的不适，就应该到医院检查一下，再用中药调理。

治疗虚汗常用食疗方如下。

糯稻根泥鳅汤：取糯稻根 30 克，活泥鳅 100 克。先将泥鳅宰杀洗净，用油煎至金黄色；再将糯稻根洗净后加清水 2 碗，煮至一碗汤时，捞去糯稻根，放入泥鳅共煮，调味后，吃泥鳅喝汤。

黑大豆小麦汤：取黑大豆 15 克，浮小麦 50 克。将浮小麦用干净布包好，同大豆一起加水煮至大豆熟，吃豆喝汤。

黄芪蜂蜜饮：取黄芪 30 克，糯稻根 30 克，麻黄根 15 克，蜂蜜 30 克。将上述 3 味药同放锅内，加水 3 碗煎煮，煮至一碗时，捞去药渣，加入蜂蜜溶化后分 2 次饮用，每日一剂。

（孙国珺　顾　耘）

○ 摘编自《家庭用药》2015 年 1 月

十五、脑保健，传言与真相

老年朋友常常因为自己的记忆力下降而苦恼。很多人抱怨记不住东西，尤其是刚刚发生的事情转瞬即忘，这在医学上称作"近事遗忘"，是老年脑功能障碍的起始征兆。认知功能障碍及痴呆的发病机制是多因素、综合性的，除了与遗传基因有关外，还与动脉硬化、微循环、自由基代谢障碍有密切关系，而高血压、糖尿病、脑血管疾病、慢性支气管炎等亦可通过不同机制促进认知功能障碍。

现代人除了希望长寿，更希望的是有质量较高的生活。这就要求身心都要健康。人到老年，随着机体的老化，脑也开始萎缩，最突出的是记忆力下降，反应迟钝，最终导致痴呆。一旦得了老年性痴呆，不仅患者谈不上生活质量，家人还要花费大量的精力和财力来护理和治疗，同时在长期护理痴呆患者的家人中有相当比例者会抑郁、焦虑，给社会造成沉重的负担。但若能注意脑保健，会延缓衰老的到来。下面就来具体谈一谈脑保健要注意的几个问题。

（1）饮食：首先，不要偏食，身体营养正常，脑细胞营养也就正常了。神经细胞代谢需要足够的蛋白质、能量、胆碱、卵磷脂、二十碳五烯酸（EPA）、二十二碳六烯酸（DHA）、维生素（包括叶酸）、微量元素等。其次，避免摄入能量及脂肪过高的食物，以免造成动脉粥样硬化，影响血液循环，致使脑部缺氧。尽可能多吃新鲜蔬菜、水果，保持清淡饮食，以利于肠道正常功能，避免排便时费力，加大脑压，引起脑血管意外。最后，做到不吸烟、少喝酒。

（2）睡眠：要保证充足的睡眠。中午睡 20～30 分钟，晚上按时休息，睡前用温热水泡双足，窗帘可稍厚些，颜色以蓝或绿为主。

（3）氧供：首先，运动是生命的源泉，锻炼是廉价而有效的预防疾病、延缓衰老的方法。老年人可根据自身体质、爱好、条件，适当选择运动项目进行锻炼，增加循环血量，改善脑的血液和氧气供应。每天半小时到一小时，以身体稍许出汗，呼吸、脉搏稍微加快一些为度。其次，家庭氧疗也不失为一种有效方法，每日适当吸氧，可改善动脉血氧含量，并改善记忆功能。

（4）乐观：要经常保持乐观情绪，胸怀大度，虚怀若谷，热爱生活，乐于与人交往，建立良好的人际关系，保持心理平衡。无论遇到任何情况，力求泰然处之，避免刺激。笑口常开，可增加肺呼吸量，增加大脑的氧气供给量，改善大脑生理功能。

（5）勤用脑：大脑越用越聪明，用则进，不用则退。由于脑是一个容量很大的"网络系统"，要求我们不断开发利用它，也就是说要不断学习新的东西，在脑细胞间建立新的联系，形成新的"功能网络"。这是老年人脑保健的核心所在。

要多动：多做细致的手工活动，如写字、绘画、弹琴等；多听：常听优美柔和与自己喜欢的歌曲，有利于大脑神经细胞代谢，锻炼并促进听觉细胞的功能；多读：书是智慧的源泉，要专心去读而不是走马观花，要学会从书中汲取知识而不是单纯消遣；多说：大脑中有专存语言的叶区，经常说话会促进大脑的发育，锻炼大脑的功能；多察：要多观察自己的周围并注意及时往大脑中储存，然后加以记忆；多思：勤思是锻炼大脑的最佳方法，只有多动脑筋、勤于思考，人才会变得更聪明。

（6）社交：老年人要多进行社会接触，孤独郁闷容易导致痴呆，多和人交流对改善智力有帮助。人是社会动物，只有通过与人交往才能获得并处理更多的信息，使大脑得到锻炼。

（7）避免过劳：老年人既要学会用脑，也要学会保护脑。切记不可用脑过度，要善于自我调节。老年人多数患有心脑血管疾病，平时若是头晕、头痛、单眼视物不清、眼球痛、流泪、流口水、意识不清或嗜睡，要及时到医院检查治疗。

（8）药物治疗：如果症状进一步发展至认知功能障碍或老年性痴呆，则需要药物治疗。常用的药物包括胆碱酯酶抑制剂（如石杉碱甲、多奈哌齐、利斯的明等）；兴奋性氨基酸拮抗剂（如美金刚）；钙离子拮抗剂（如尼莫地平）；麦角碱类（如二氢麦角碱）；吡咯烷类（如茴拉西坦）；抗氧化剂（如银杏叶提取物等）；非甾体类抗炎药；雌激素替代疗法；他汀类。其中前两类有一定的循证医学证据，其余药物临床虽有应用，但证据尚嫌不足。除此之外，补肾、调心、豁痰、化瘀的中药也有一定疗效。

总之，此病是进行性发展的，目前无法阻断它的进程，只能延缓。治疗药物疗效有限，保健品的作用更为有限。虽然如此，但积极干预可以延缓痴呆发展，提高生活质量，减少家庭和社会负担。在药物干预的同时，辅以前面提及的非药物干预的综合运用是非常必要的。在防治中特别强调要早发现、早诊断、早治疗。

（顾　耘）

○ 摘编自《大众医学》2017 年 3 月

CHAPTER TWO

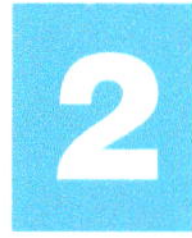

问名医

呼 | 吸 | 系 | 统 |

1. 皮肤老了会长皱纹，肺衰老了会怎样

　　时间对于每个生物都是公平的，所有的生命最无法抗拒的就是衰老，人体作为一个有机整体，就像一台不停工作的"机器"，每个"零件"都会走向衰老，但每个"零件"的衰老都有它们的时间安排，人体脏器中最早衰老的就是肺。皮肤的衰老因新陈代谢减缓表现在皱纹的出现，那么肺的衰老如何表现？很多人在体检或就诊拍摄胸片后，经常可以看到报告中显示"肺纹理增多增粗"，这其实就是肺的"皱纹"。

　　经研究表明，肺的衰老从 20 岁左右开始就已经悄悄发生。细胞的老化及肺功能的减弱使得呼吸不再顺畅、运动不再轻松。当 40 岁左右步入中年后，轻度体力活动就会使人气喘吁吁，而步入老年，可能逐渐无法登楼，甚至平地行走也会感到十分吃力。正常情况下每人每年 FEV1（一秒用力呼气容积，肺功能的一个项目）会下降 20 毫升，呼吸肌的老化僵硬会使得肺脏运转动力不足，通气功能下降；肺泡弹性降低，动脉血氧含量进行性下降，使得肺脏工作效率不足，肺弥散功能逐渐走低。肺老化后活动耐力下降，喘息气促，头晕目眩，夜间憋气，更容易造成肺部感染。

特 | 别 | 提 | 醒

　　肺的衰老悄然来临，无声无息，等意识到的时候可能已经难以挽回，心肺一家，保护肺和保护心脏一样重要，避免危险因素及定期的肺功能检查必不可少，轻度的肺功能下降经过肺康复治疗可能得到明显缓解，中重度肺功能下降经过适当的药物及康复治疗能够减缓肺功能衰弱的速度，减少再入院的概率。

（徐志红　胡家安）

—— 专家简介 ——

胡家安

胡家安，上海交通大学医学院附属瑞金医院老年科、呼吸科主任医师。上海

市医学会老年医学专科分会副主任委员。擅长慢性阻塞性肺病、支气管哮喘、肺部感染、肺部肿瘤的诊治，呼吸衰竭的抢救以及纤维支气管镜检查。

2. 气管和肺衰老该怎么办

保持呼吸系统的健康，延缓气管和肺的衰老，首先要做到良好的生活习惯和健康心态的保持。远离香烟、烟雾、雾霾等危险因素，降低氧化应激对肺的损伤。适当的运动锻炼能够增加肺活量，经常到空气新鲜的郊外及绿地可促进肺内循环，通过增加活动耐力和改善呼吸环境能一定程度减缓肺部衰老。

对于高危人群，如长期吸烟史（或密切接触者吸烟）和处于高污染粉尘环境工作生活的人、有慢性咳嗽、咳痰等呼吸系统症状的人，可将肺功能测试作为常规体检项目，监测肺衰老的速度，以便于在发生问题时及时干预。对于已经罹患慢性呼吸系统疾病的患者，要有医护专业人员和患者共同参与制订计划，进行长期的治疗和管理。在专业人员指导下，规范用药控制原发病的进展，接种疫苗预防严重感染，进行呼吸康复训练（在呼吸治疗师的帮助下进行呼吸训练、理疗、心理行为矫正、全身训练）。病情严重的患者还要进行氧疗。

特别提醒

对于存在如慢性阻塞性肺疾病、支气管哮喘等慢性气道疾病的患者，呼吸系统衰老的速度随每次疾病急性加重的发生而加速。稳定期需在医师指导下合理用药，同时可在呼吸治疗师的指导下进行康复训练，能够在一定程度上延缓肺衰老。对于病情严重的患者，家庭氧疗和肺康复治疗对于延长生存期和提高生活质量也颇有获益。

（徐志红　胡家安）

3. "肺结节"就是"癌"吗

很多人看到胸部 CT 报告中有"肺结节"时，都会担心自己患了肺癌，巨大的心理压力导致生活和工作受到影响。其实，"肺结节"是指边界清楚、影像不透明、直径小于 3 厘米、周围为正常肺组织所包绕的单发或多发肺部结节病变。

CT 报告中所说的"肺结节"，只有一小部分是肺癌，多见的还是肺部感染性疾病（肺炎、肺结核、肺真菌病等）。大部分患者的肺部结节都是慢性形成且长期存在，并不是所有的"肺结节"都是"癌"，大部分还是良性病变。经过与之前影像学图像对比或随访观察病灶变化，结合是否同时并存发热、咳嗽、咳痰、胸痛等呼吸道症状可以做出诊断。对于有危险因素，肺结节形态可疑的人士，需随访观察，对于高度怀疑恶性的病灶需进行进一步检查。病灶形态规则，进展缓慢，无明显症状者则可通过定期随访评估病情。

特别提醒

"肺结节"是肺部恶性肿瘤的一种表现形式，但并不是所有的肺结节都是恶性肿瘤。肺部炎症、粉尘吸入等都可能形成肺部结节，及时就诊、遵医嘱随访复查是最有效的监测。

（徐志红　胡家安）

4. 肺癌的危险因素和筛查对象有哪些

吸烟是肺癌最主要的危险因素，其他与肺癌相关的因素还有：①年龄，50%新诊断的肺癌患者年龄超过 70 岁，细胞的衰老和肿瘤的发生息息相关。②在既往肺部感染及外伤的瘢痕上发生肿瘤。③二手烟，被动吸烟也会增加肺癌的罹患率。④烹饪油烟，中式烹饪讲究色香味俱全，油炸、爆炒往往是不可或缺的工序，在烹饪过程中，油温较高会产生一些致癌物质(比如多环芳烃、粉尘颗粒等)，长期吸入这类有害物质可能增加患肺癌的风险。⑤其他如环境污染，某些职业暴露等也可能增加肺癌的患病率。⑥基因易感性，有肿瘤家族史或曾经患过癌症的人属高危人群，其肿瘤发病率较无肿瘤家族史的人显著增加。

45 岁以上长期吸烟人群及密切接触二手烟者、有恶性肿瘤史和肿瘤家族史者、某些职业暴露的人，需接受肺癌筛查，目前最有效的方法是低剂量螺旋 CT 扫描。当出现经久不愈刺激性干咳、痰血、消瘦等情况时更应及时至医院就诊。

特别提醒

肺癌的绝大部分诱发因素都与接触有毒、有害物质有关。做好防护，减少危险物质的吸入是预防肺癌的首要防线。高危人群的筛查可明显降低肺癌死亡率。早发现、早诊断、早治疗能大大提高患者的生存率及生活质量。

（徐志红　胡家安）

5. 如何确诊老年人是否患有肺癌

老年患者长期出现咳嗽、胸痛、痰中带血、气促同时伴有消瘦、纳差等症状时，需要警惕肺癌的发生。肺癌的确诊所需要的辅助检查包括：胸部影像检查、痰液脱落细胞检查、血液中呼吸系统肿瘤指标。一旦出现高度怀疑的肺癌患者，对肺内病灶进行活检(CT 引导下的肺穿刺活检、经纤维支气管镜活检、外科活检等)，活检阳性的患者还可进行基因检测，为之后的靶向治疗提供依据。

确诊肺癌的患者，需进行全身评估后确定分期，根据不同的病理类型及肿瘤的分期，结合患者的一般情况决定是否可行手术、化疗、放疗或靶向治疗。

年龄不应成为积极治疗的禁忌证。老年患者基础状况佳、肿瘤分期早则可考虑外科手术治疗；分期较晚的患者可酌情予化疗、放疗及靶向治疗，但应兼顾老年人的并存病和用药情况；基础状况弱，无法耐受放、化疗的老年患者，也应予以最佳支持治疗，从生理上和心理上改善患者的生存质量。

特别提醒

对于老年肺癌患者的诊治需根据相关指南规范进行，避免治疗不足和过度治疗。

(徐志红　胡家安)

6. "打鼾"究竟是不是一种病

一般人认为打鼾就是睡得香，然而，连续不断的呼噜声跟发热一样，是身体发出的求救信号。最危险的打鼾是打着打着就不喘气了，十几秒后随着一声很大的响声又打起鼾来，整晚都是在呼噜声和憋气中度过，人处于长期缺氧状态。这是一种以睡眠中因上呼吸道梗阻而反复出现低通气、呼吸暂停为症状的慢性疾病，当患者出现睡眠时高调鼾声、频繁觉醒、睡眠碎片、白天嗜睡等症状时，即为阻塞性睡眠呼吸暂停。全世界每年直接死于打鼾的患者人数超过 10 万！

睡眠呼吸暂停对人体危害极大，可直接导致人体长期缺氧、胸腔负压增加以及睡眠结构紊乱等问题，并可造成多个系统功能损害，包括心脑血管系统(如导致高血压、冠心病、心力衰竭)、内分泌系统、呼吸系统等，严重时甚至会导致人在睡眠中猝死。许多研究表明，至少有 30% 的高血压患者有睡眠呼吸暂停的症状，大约 50% 的睡眠呼吸暂停患者患有高血压病，而在糖尿病患者中，70% 的患者并发有睡眠呼吸暂停。此外，医学研究还证实，脑卒中患者有 43%～91% 并发睡眠呼吸暂停，16%～30% 的睡眠呼吸暂停患者并存冠心病，睡眠呼吸暂停患者患缺血性心脏病的危险性是正常人群的 6.9～12 倍。

打鼾还会影响面容。由于打鼾造成呼吸通道被堵塞，患者只能张口用力呼吸，长时间就会出现颌面骨发育异常，眼距增宽、上嘴唇上翘、下嘴唇下坠、嘴唇变厚、牙齿不齐、鼻梁变塌、下巴变短、目光呆滞的特殊面容，临床上也称为腺样体面容。腺样体面容使人看起来有点呆呆傻傻，因此也有人称之为"痴呆面容"。腺样体面容一旦形成，就难以恢复，并且它也是造成睡眠呼吸暂停综合征和相关鼻部疾病的主要原因。

（胡家安）

7. 打鼾要去医院就诊吗

打鼾通常分为良性和恶性两种。良性者鼾声均匀，且随睡眠体位改变而改变。恶性打鼾就不一样了，不仅呼噜声大，而且总是打着打着就不喘气了，过上十几秒甚至几十秒才又随着一声很大的鼾声重新打起来。如果一个人在 7 个小时的睡眠中发生呼吸暂停且持续 10 秒以上，以及发生低通气 30 次以上，或每小时睡眠中发生呼吸暂停和低通气 5 次以上，都称为"睡眠呼吸暂停综合征"。

也许有人还是不知道如何判断自己的打鼾是良性的还是恶性的，是不是需要去医院就诊，那该怎么办呢？在这里教大家一个简单的"1 分钟自查法"，以下 8 个问题，有 4 个及以上的回答是"是"，就需要及时就医。

（1）打鼾声音特别大，关上门都能听得到。

（2）晚上睡很香，可白天时常会感觉头晕乏力，很是疲倦，随时都想睡觉。

（3）睡觉时鼾声突然停止，过一会才会听到"噗"一声吐出一口气，有时甚至会因为喘不过气来，突然被憋醒。

（4）患有高血压，或是正在服用治疗高血压的药物。

（5）年龄大于 50 岁。

（6）男性。

（7）颈围超过 40 厘米。

（8）体重指数（BMI）超过 25：BMI＝体重（千克）/身高（米）的平方。

那么医生又是通过哪些临床表现及检查结果来诊断睡眠呼吸暂停综合征的呢？主要有以下几点：①患者有睡眠时打鼾、呼吸暂停及白天嗜睡三大症状。②耳鼻咽喉科检查发现阻塞部位及原因，其中包括必要的纤维鼻咽镜、喉镜以及X线检查。③7个小时的睡眠中，10 秒以上的呼吸暂停达 30 次以上。④多导睡眠图检查（PCG）是目前诊断本症的"金标准"，包括眼动电图、脑电图、肌电图、食管内压力、呼吸暂停次数、血氧饱和度、心电图等，可区分阻塞性或中枢性呼吸暂停，记录发病的严重程度及判定疗效。

特别提醒

当你发现或怀疑自己或者家人、朋友的打鼾与平时不同，又或者"异于常人"，千万不要以为只是"太累了"，多休息休息就好，一定要利用"1 分钟自查法"进行简单的判断，及时去医院就诊。一旦被确诊为睡眠呼吸暂停综合征，可以及时、尽早地进行治疗，改善症状，以免引起更严重的并发症。

（胡家安）

8. 如何治疗睡眠呼吸暂停综合征

睡眠呼吸暂停综合征（OSAHS）治疗的原则是依据患者症状轻重、临床并发症多少、引起上气道阻塞的病因以及患者身体状况，采用不同治疗方法。一般情况下，主要从以下几个方面入手。

（1）一般治疗：包括减肥、戒除烟酒、适当锻炼、积极治疗原发病及并发症。

（2）药物治疗：手术禁忌或经鼻连续气道正压通气（nCPAP）依从性差者可选用；鼻塞的患者睡前用麻黄碱滴鼻。有上呼吸道感染者应及时控制上呼吸道感染。

（3）呼吸机治疗：已成为治疗 OSAHS 的首选治疗措施，尤其对中重度合并有高碳酸血症呼吸衰竭的患者，可保持上气道通畅，消除鼾声和呼吸暂停，使血氧分压升高，二氧化碳分压降低，改善睡眠结构及降低血压和肺动脉压，具有无创、疗效可靠、简便、可携机回家长期治疗、改善呼吸调节功能等优点。

（4）手术治疗：包括气管切开造瘘术、悬雍垂腭咽成形术、下颌骨前移或舌骨悬吊术，以及其他纠正上呼吸道解剖异常或与发病有关的呼吸道疾患的手术，如针对鼻中隔偏曲、鼻息肉、下颌过小、缩颌及巨舌等的手术。为保证手术的安全，对术前检查为重度 OSAHS 的患者，若其最低血氧饱和度≤60％，且较为肥胖者，术前可使用 nCPAP 治疗数日，改善全身情况后再做手术。

（5）口腔内矫治器：口腔内矫治器是近年来发展起来治疗 OSAHS 的技术，通过矫治器使下颌向前，防止舌后坠，保持下咽腔开放，以减轻气道阻塞，提高血氧饱和度并改善睡眠质量。可用于单纯性鼾症、轻中度 OSAHS 者或不能耐受其他治疗方法者。

特别提醒

OSAHS 是长期的病变，nCPAP 无创通气治疗作为目前治疗 OSAHS 的首选，虽然可有效改善症状，避免更加恶性的疾病发生，但是不可根治。使用呼吸机时产生的噪声、呼吸对抗，可能导致患者出现紧张、恐惧、上机不适应等不良反应，需要患者树立信心，家属积极配合，在医生的指导下长期坚持使用。

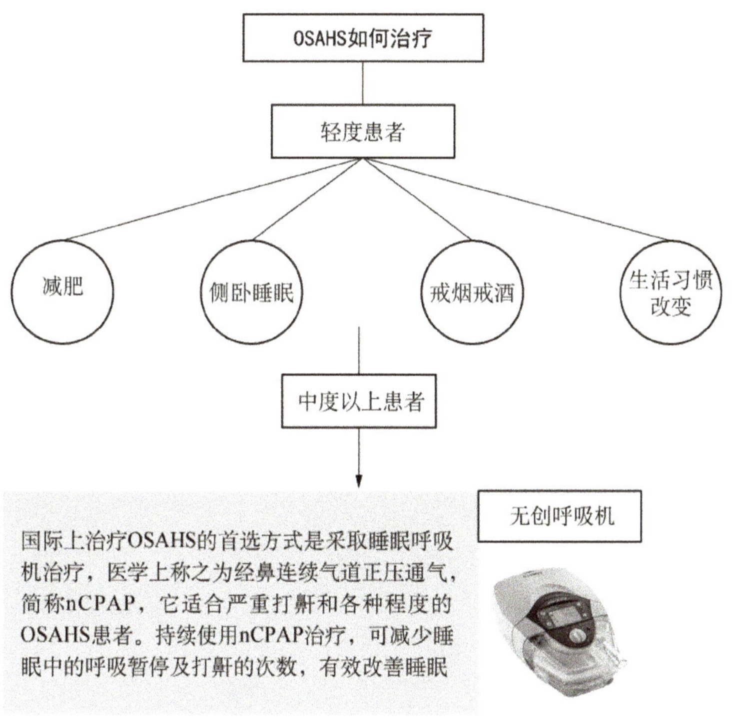

（胡家安）

9. 预防老年肺炎如何接种肺炎疫苗

老年患者由于免疫功能低下，容易遭受细菌的侵袭。世界卫生组织指出，老年人注射肺炎疫苗，能够提高自身免疫力，预防肺炎的发生，并降低由于治疗产生的医疗费用，提高生活质量和健康水平。

肺炎球菌多糖疫苗为肺炎球菌提取物，能够覆盖23种经常引起感染的血清型，接种后可使人体产生特异免疫力。疫苗为液体剂型，可直接于皮下或肌内注射，不能注入皮内或血管。在接种后的第3周，抗体的产生达到高峰。保护性抗体至少可持续5年。

对老年人，在首次接种5年后，有必要再次接种。任何季节在各疾病预防控制中心都可以接种肺炎疫苗；也可与流感疫苗同时接种（注意不要在同一部位）。接种后少数可出现注射部位疼痛、红肿等轻微反应，少数患者可出现低热（$<38.3\,℃$）、肌痛和严重的局部反应。对疫苗中的任何成分过敏者、正在进行免疫抑制治疗的患者、有严重心脏病的患者，不能接种肺炎疫苗。

特 别 提 醒

疫苗一定要注入皮下或肌内，注入皮内可致严重的局部反应；当老年人有任何发热性呼吸道疾病或其他急性感染时，应推迟接种疫苗。

（殷少军）

10. 老年人气短是得了"慢阻肺"吗

什么是"慢阻肺"？慢性阻塞性肺疾病简称慢阻肺（COPD），是以不完全可逆的气流受限为特征的疾病，气流受限通常呈进行性发展，并与肺对有害颗粒或气体的异常炎症反应有关，是一种可以预防和治疗的慢性气道炎症性疾病。

老年COPD初发症状常常隐匿，易被忽视，主要症状是咳嗽、咳痰伴气短。随着COPD程度加重，气短逐渐明显，严重时在静息状态也感到气短。COPD对于老年朋友的危害是多方面的，由于他们日常活动能力受限，会产生各种心理障碍，严重影响他们的身心健康。在一些诱发因素（如呼吸道感染等）激发下，易出现症状加重，主要是缺氧的表现，如口唇发紫。若反复发作，将导致严重并发症。

（殷少军）

11.　老年人"三伏天"吹空调容易引起呼吸道疾病吗

每逢夏季高温来临，来呼吸内科就诊的老年呼吸道感染患者明显增多。究其原因，很多患者选择吹空调避暑降温，尤其在大汗淋漓的情况下立即开空调，冷热交替，致使机体抵抗力下降，特别容易导致病原微生物入侵，诱发感冒。

吹空调引起的感冒与一般的普通感冒不同，除了鼻塞、流涕、打喷嚏这些症状以外，常常伴有头疼，有的老年患者还有恶心、呕吐甚至全身难受疼痛的感觉。因此，老年人"三伏天"吹空调应注意预防呼吸道疾病，建议：①在炎热的环境下进入开空调的房间最好先有缓冲过渡的过程。②空调温度不要设置得太低，否则出入空调房间时急剧的温度变化会使呼吸道不能适应。③避免频繁进出空调房间，不要待在空调的风口下。④不要长时间开空调，要经常开窗换气，建议每3～4小时开窗户一次，将室内空气排出，使室外新鲜空气进入。⑤空调房间内禁止吸烟。⑥空调房间内微生物容易繁衍滋生，床单、地毯、沙发罩等要经常清洗消毒。

（殷少军）

12. 电子血压计不如水银血压计测量准确吗

随着高血压科普知识日益普及,越来越多的高血压患者开始重视自我血压监测,购买了电子血压计,但有些人担心电子血压计测量不准。

其实不然。水银血压计采用的是科氏音法,而电子血压计采用的是示波法。虽然两者的测量机制不同,但测试结果从理论上讲是一样的。因此随着技术发展,近几年来,许多医院也引进了电子血压计,可见电子血压计是得到医学界认可的。

使用传统的水银血压计,需要检查者经过专业训练,配合听诊进行测量,这就要求检查者耳聪目明,需要一边听,一边看,这对老年人来说会有些困难。因此老年人使用电子血压计更为合适。只要购买正规厂家生产的,按照说明书规范操作,测得的数据是完全可信的。

门诊常常会有患者反映电子血压计测量时数值偏高,这可能与臂带缠绕的位置及松紧有关;若测量时弯腰、盘腿坐也会导致数值偏高。也有患者反映在医院用水银血压计测量后,回到家中用电子血压计复测的数值会低于前者,这种现象可能是"白大衣高血压"。也就是说,一些患者到了医院,坐在医生面前,会不知不觉地产生某种程度的不安、担忧、紧张以致血压升高;而在家测量时,处于自然的状态,因此两者血压会有差异。针对这种情况,使用电子血压计在家中监测血压,排除了外界因素对血压的影响,无疑是更为合适的。

(王　燕　陈书艳)

—— 专家简介 ——

陈书艳

陈书艳,上海交通大学医学院附属新华医院老年医学科主任,主任医师。中国病理生理学会动脉粥样硬化专业委员会委员,国际动脉粥样硬化学会中国分会理事,上海市医学会心血管病专科分会高血压学组委员。

13. 得了高血压就不能参加运动吗

近几年来,随着生活节奏加快和饮食结构的改变,高血压患者逐渐呈现年轻化趋势。由于血压升高,患者有时会有头痛、头晕等症状,常常导致这些患者觉得"得了高血压,我就不能再运动了"。事实上并不是这样,在血压控制达标的情况下,积极参与运动对改善高血压是有益的。

适当的运动不仅可以消除、缓解工作和生活上的压力,还能改善血管弹性,帮助身体排出代谢物以及盐分,从而达到降压的目的。

适合中老年高血压患者的有氧运动主要有:快走、慢跑、骑自行车、打太极拳、跳广场舞、踢毽子、抖空竹等;如果有膝关节疼痛等问题,散步和游泳则是不错的选择。除了上述的有氧运动外,也推荐进行一些力量训练,对于减肥、改善胰岛素抵抗等都是有益的,也有助于血压的长期改善。中老年人比较合适的力量训练器具有:哑铃、弹力带等,但是一定要避免静力性的运动,比如靠墙静蹲、平板支撑等。

运动强度保持在基本可以正常地呼吸、说话。如果在锻炼时出现恶心、头晕、胸痛、呼吸急促、心脏剧烈跳动等现象,就说明强度太大了,需要让身体歇一歇。

（王　燕　陈书艳）

14. 得了高血压没有不舒服就可以不吃药吗

有些患者确诊高血压后,觉得自己没什么头晕、脑涨等感觉,就不想吃药;尤其看了降压药物说明书的不良反应后,就更怕服药治疗了。

其实,高血压对身体的主要危害在于可导致诸多并发症,比如冠心病、高血压性心脏病、心力衰竭、脑卒中、慢性肾衰竭等。近几年来常发的致残、致死性疾病,比如急性心肌梗死、脑梗死、脑出血等,都与未控制血压有着密切的关系。因此,一旦经医生诊断高血压,首先需要改变自己的生活方式,做到低盐饮食、适当运动和减轻压力等;并继续随访血压;如果血压仍未达标,即要果断地服用降压药物,否则后果会非常严重。

目前高血压药物有很多种类,用于临床的降压药都是经过大量的临床实验验证,是安全有效的。当然每种药物都会有一定的不良反应,只要遵循医生的处方医嘱，合理规范用药，应该是安全的。

有些高血压患者对服用西药有顾虑，选择服用中药治疗高血压。建议患者去正规的中医医院就诊，经过医生的望闻问切、辨证论治后开处方中药，规范治疗，切不可擅自盲目服用。

（王　燕　陈书艳）

15. 老年低血压有哪几条安全线

"医生，我是高血压患者，可为什么我的低压这么低？我还能吃降压药吗？"在临床上，常有老人带着类似的问题就诊。

血压值包括舒张压（低压）和收缩压（高压）。老人的高压通常随着年龄增长而升高，但低压在 50 岁以后多趋向正常或偏低。引起这种现象的原因是老人大动脉弹性逐渐减退，血管顺应性下降，导致高压增高或正常，而低压偏低，脉压差增大。因此，多数老年高血压患者表现为单纯收缩期高血压，即高压增高、低压不高甚至偏低。这种情况常影响老年高血压患者对降压药的使用。

老人的低压水平有 3 条"安全线"。一是理想线，即 80 毫米汞柱；二是警戒线，为 70 毫米汞柱；三是危险线，为 60 毫米汞柱。老人的低压一般控制在 70～80 毫米汞柱较好，低压过低时，心血管事件的发生率就会升高，同时还可能引起脑血管、肾脏、认知功能等方面的损害。

单纯收缩期高血压的老年患者一般需要服药治疗，同时监测血压水平。大量研究证实，降压药治疗老年单纯性收缩期高血压安全有效，高压降低 10～12 毫米汞柱，可显著改善患者的预后，使心脑血管事件及所有原因的死亡风险都有所降低。

患高血压的老年患者在可耐受的情况下，建议将高压控制在 140 毫米汞柱左右；80 岁以上的高龄老年患者，高压控制在 150 毫米汞柱就可以了。但目前所有降压药在有效降低高压的同时，必定伴随一定程度的低压水平下降。心脏血供更多依赖的是舒张期的灌注，低压降低对心肌血供的影响更直接。如果在降压过程中，患者的低压水平过低，可能影响冠状动脉和大脑供血，严重时甚至可能引发心脑血管事件，这也是目前老年高血压治疗中面临的挑战。

因此建议老年患者，尤其是高龄老年患者，服降压药期间低压低于 60 毫米汞柱必须引起重视，及时找医生调整治疗方案。本身低压偏低者，如果高压超过 150 毫米汞柱，可遵医嘱服小剂量降压药治疗，同时关注低压情况。如果高压严重偏高,但没有心、脑等靶器官损害,应怀疑是假性高血压,及时到医院排查。

（盛　净）

—— 专家简介 ——

盛　净

盛净,上海交通大学医学院附属第九人民医院老年病科主任,全科医学教研室主任,教授,硕士研究生导师,全国卫生产业企业管理协会慢病防治分会委员,上海市医学会老年医学专科分会委员。

16. 老年心脏病患者去医院拔牙需注意什么

虽然大多数人都认为拔牙只是个门诊小手术,但是老年人患有多种基础疾病,尤其是患有心脏疾病的老年人,如果基础疾病没有得到很好的控制,术前准备不充分,小手术反而会惹出大麻烦。那么有心脏病的老年人去医院拔牙需要注意哪些问题呢?

首先,伴有冠心病、心脏瓣膜病、高血压等慢性疾病的老年人,需要在拔牙手术前完善一定的相关检查(如心电图、胸片、心脏超声、血压监测、血糖、肺功能等)以进一步地评估心肺功能、心脏结构、心律失常情况以及血压血糖的水平是否适合手术。建议这些老年人一定要在上述的疾病得到正规治疗,病情相对稳定后才考虑进行拔牙手术,以防止拔牙时及术后出现突发事件。而且经历过急性心肌梗死、心脏瓣膜手术、冠状动脉搭桥术、血管支架植入术、人工心脏起搏器植入术、急性心衰发作、急性脑血管意外等的老年人,在 6 个月内不宜拔牙。血糖过高、血压波动明显、严重心律失常、反复心绞痛发作、出血倾向、急性炎症期、慢性心衰加重的老年患者,也不适合拔牙。

此外,除了控制基础疾病,术前准备工作也相当重要。

(1) 有冠心病或心脏瓣膜手术后及脑梗死的老年人,平时多长期服用抗凝及抗血小板的药物(例如:华法林、阿司匹林、氯吡格雷、西洛他唑等)。为了避免术中及术后出血,应该至少在拔牙前 1 天起就停用上述药物。

(2) 糖尿病患者对病菌抵抗力普遍偏低,拔牙后容易导致各种感染,因此需要在控制血糖的前提下,拔牙前 3 天就开始口服抗生素以预防感染。

(3) 容易精神紧张的老年人,在手术时,往往因为心情紧张或对拔牙的恐惧感,造成血压的突发升高、胸闷胸痛的急性发作、严重的心律失常而导致拔牙手术临时终止。对于这类老年人，手术前应该让其充分正确认识拔牙手术，避免过度恐惧紧张，必要时术前可以临时服用抗焦虑药物进行预防。

（盛　净）

17. 老年人得了房颤应该怎么办

心房颤动(简称房颤)是最常见的心律失常之一，房颤随着年龄增长，其发生率不断增加。房颤时心房颤动的频率达 300～600 次/分，心跳频率往往快而且不规则，有时候可达 100～160 次/分，不仅比正常人心跳快得多，而且绝对不整齐，心房失去有效的收缩功能。

许多老年人会问，如果得了房颤应该怎么办?

首先，对于房颤本身，老年人不要惊慌失措，房颤不属于致命性心律失常，一般发作不会马上危及生命。许多患者一开始只是阵发性地发作，发作间歇没有任何症状与不适，后来逐渐变成持续永久性的房颤。

其次，应该积极地查找引起房颤的病因，这样治疗才能更有的放矢。引起房颤的病因很多，主要为心脏本身的疾患。例如冠心病、心肌病、风湿性心脏病等。隐匿的甲状腺功能亢进也可导致老年人心肌的器质性损害，发生慢性房颤，因此要注意排除甲亢。此外，房颤的发生还与饮酒、精神紧张、水和电解质紊乱、严重感染等有关。

房颤治疗主要包括复律并维持窦性心律，控制心室率并抗凝治疗以预防血栓栓塞，预防房颤的发生，房颤病灶的根除等。从治疗方式上可以分为药物治疗和非药物治疗两大类。非药物治疗中，主要涉及射频消融治疗、起搏器治疗、体内心房除颤器治疗、外科手术治疗，此外还有左心耳结扎术等。

（盛　净）

18. 如何防治房颤及其并发症

当心房处于快速紊乱的颤动状态，达到 300～600 次/分钟时就发生了房颤。房颤是临床上最常见的一种心律失常，其最严重的并发症就是脑栓塞。心房在快速紊乱的颤抖状态下，失去正常收缩功能，此时瘀滞在心房内的血液容易形成血栓，一旦血栓脱落，随血液循环到全身各处，即可发生血管堵塞。

房颤的治疗主要有药物和非药物治疗，药物治疗主要是抗心律失常药物和抗凝药物治疗。前瞻性研究指出，只有 16.2％的患者接受了抗凝治疗，68.4％的患者只接受控制心率的药物治疗。瓣膜性心房颤动患者只有 41.4％口服抗凝药物治疗，而只有 26.4％的患者抗凝达标。因此，控制房颤相关并发症的过程还很漫长。

射频导管消融手术是治疗房颤的非药物治疗有效手段，但传统房颤导管消融会使局部组织温度升高，造成接触组织浅表损伤而妨碍射频能源渗透到组织深部。现在又发明了冷冻球囊导管消融，冷冻球囊导管消融系统的能源与传统射频消融的能源不同，可以减少心内膜表面的损害，从而减少附壁血栓的形成，降低术中和术后脑血栓的危险。而且，冷冻球囊的设计可以使得病变组织的损伤更均匀、更透彻，提高成功率，并减少复发。

合理的抗凝治疗仍是预防房颤患者并发脑卒中的有效措施，但也增加了出血风险，因此规范治疗显得尤其重要。

特别提醒

在此基础上，改变生活方式对于房颤患者远离脑卒中也大有裨益。戒烟限酒、避免情绪激动、防治基础心脏病、限制或不用含咖啡因物质、避免熬夜、控制高血压和糖尿病，都能非常有效地改善房颤患者的生活质量，帮助患者远离脑卒中或其他血栓栓塞疾病的发生。

（陆　洁）

—— 专家简介 ——

陆　洁

陆洁，上海市闵行区中心医院老年科和特需内科主任，心血管科主任医师。上海市医学会老年医学专科分会委员，上海市医师协会老年医学科医师分会委员，上海市老年学学会委员，闵行区医学会老年分会主任委员。擅长心内科疑难杂症的诊治，对难治性高血压、心律失常和顽固性心衰有丰富的治疗经验。

19. 血脂异常与饮食有什么关系

人体中血脂的来源有两种途径，即内源性和外源性。内源性血脂是指通过人体自身分泌、合成的一类血清脂类物质。内源性血脂先经过肝脏、脂肪细胞，并与细胞结合后释放到血液中，成为提供人体新陈代谢和生命活动的能量来源。

来自外界、不能由人体直接合成的血脂称为外源性血脂，这类血脂大多是人体从摄取的食物中吸收而来的。食物经过胃肠道的消化和吸收后，脂类物质进入血液，从而成为血脂。一般说来，血脂中的主要成分是胆固醇和三酰甘油。胆固醇又分为高密度脂蛋白、低密度脂蛋白、极低密度脂蛋白及乳糜微粒，除部分由食物供给外，多数皆由肝脏合成，胆固醇需要与脂蛋白结合才能被运送到身体各部分。三酰甘油大部分存在于乳糜微粒及极低密度脂蛋白胆固醇内。它是能量的主要来源，极易受到饮食影响，高脂肪膳食与血脂中的三酰甘油关系更大。

在影响脂代谢的诸多因素中，饮食行为是生活方式中最基本最重要的因素。人们的膳食由多种食物构成，一种食物又常含有多种成分，因此膳食对血脂的影响通常是多因素的综合作用。饮食中脂肪摄入量对血脂有一定的影响，动物性食物可能更多地影响三酰甘油，谷类食物则对预防血脂升高有一定的作用。咖啡因会增加体内的胆固醇，因此，应注意尽量少喝咖啡。在烹调动物性食品中，应避免油炸，选择蒸和烤这类烹饪方法才能使食物中的油脂滴出。

食物要多样化，以谷类为主，精细搭配。多吃各种蔬菜、水果，注意增加深色或绿色蔬菜比例。大蒜含有的蒜氨酸及洋葱含有的前列腺素 A，有降低血清胆固醇、提高高密度脂蛋白胆固醇的作用。香菇和木耳中的多糖类物质，也有降低胆固醇及防止动脉粥样硬化的作用，茄子、菜花、苦瓜、芹菜等也有降血脂的作用。豆类含丰富的蛋白质、不饱和脂肪酸、钙及维生素等，经常食用大豆及豆制品还有降低胆固醇的作用。经常适量吃鱼类、禽类、瘦肉，少吃肥肉和荤油。

研究证实，血脂异常与动脉硬化及心脑血管疾病有密切的关系，治疗血脂异常是一个漫长的过程，患者应该保持良好的饮食习惯，坚持不懈，才能真正取得最佳的效果。

（薛　冰）

—— 专家简介 ——

薛　冰

薛冰，同济大学附属杨浦医院老年医学一科主任，副主任医师。上海市医学会老年医学专科分会委员。长期从事临床医疗工作，擅长老年常见疾病和老年心血管疾病的诊治。

20. 血脂正常还要继续服用他汀类降脂药物吗

老王是一位冠心病患者，前些天到医院复查，化验单上血脂指标均在正常范围，但医生仍让他继续服用他汀类降脂药物。他很纳闷：血脂检查结果正常，为何还要继续服用降脂药？

血液中的脂类物质，统称为血脂，包括胆固醇、三酰甘油、磷脂等，它们在血液中与不同的蛋白质结合在一起，以脂蛋白的形式存在。脂蛋白可分为低密度脂蛋白、高密度脂蛋白等多种形式，其中低密度脂蛋白胆固醇(LDL-C)是导致动脉粥样硬化、冠心病的危险因素，被称为"坏胆固醇"；高密度脂蛋白胆固醇(HDL-C)对心血管有保护作用，被称为"好胆固醇"。而三酰甘油升高往往伴随着高密度脂蛋白胆固醇降低和低密度脂蛋白胆固醇升高，起到危害健康的协同作用。

冠心病即冠状动脉粥样硬化性心脏病，是由于脂质代谢异常，血液中的脂质沉着在原本光滑的动脉内膜上，一些类似粥样的脂类物质堆积而成白色斑块，这些斑块渐渐增多，造成动脉腔狭窄，使血流受阻，导致心脏缺血，产生心绞痛。如果动脉壁上的斑块形成溃疡或破裂，就会形成血栓，使整个血管血流完全中断，发生急性心肌梗死，甚至猝死。很多人都认为心肌梗死就是粥样斑块慢慢长大，然后堵住血管造成的。而事实上，绝大多数心肌梗死的发生不是因为斑块太大了，而是因为斑块破了，诱发急性血栓，堵塞了冠状动脉。那斑块为什么会破裂？其中有两点很重要：①粥样斑块中脂质太多，斑块的部分就变成了"馅大皮薄的饺子"；②粥样斑块有炎症反应，包裹斑块的血管内皮变得不稳定。也就是说，即使血液中的血脂正常，也不代表局部组织斑块情况正常。他汀类降脂药物不仅仅是降低血液中的"坏胆固醇"，还具有稳定斑块、减少斑块破裂、抗炎和保护血管内皮功能等作用，在冠心病一级和二级预防中均能显著减少心血管事件的发生。

所谓化验单上的血脂正常值是相对于健康成人而言的，冠心病患者如低密度脂蛋白胆固醇超过 3.12 毫摩/升，就应开始服用他汀类药物。服药后低密度脂蛋白胆固醇应低于 2.6 毫摩/升，并坚持长期服用，以减少心血管突发事件的发生。

（薛　冰）

21. 为什么说调脂方案联合用药比较好

自 20 世纪 90 年代以来，经过医学工作者孜孜不倦的努力，人们已经广泛认识到血脂异常的危害，而他汀类药物治疗血脂异常已经逐渐深入人心。

但是，随着他汀类药物用量的增长和长期的应用，已发现少数患者会出现一些不良反应，如转氨酶升高、骨骼肌病变以及血糖升高等，而且与剂量相关，需要强化调脂的高风险患者发生率明显增高。即便如此，患者仍然不应该放弃服用他汀类药物，他汀类药物可以降低致命的心脏病发作风险，利大于弊。因此，如何减少不良反应的概率，是当前和今后临床治疗中必须面对的重要课题，而联合用药是新的选择方向。

迄今为止，人类正在进行的多种降胆固醇调脂方案中，很多已经防范应用于临床，如洛伐他汀联合烟酸复合降血脂产品，辛伐他汀联合依折麦布等。研究表明，辛伐他汀联合依折麦布可使低密度脂蛋白胆固醇水平进一步降低 6%～25%。复方制剂的优点是可以减少他汀类药物高剂量使用的频率，而高剂量他汀类药物正是引起横纹肌溶解的重要原因，因此复方制剂具有诱人的发展前景。

近年来，一种名为"多廿烷醇"的药物逐渐进入人们的视野。北美洲加勒比海西北部的国家古巴有着独特的地理位置和热带草原气候，可以种植世界一流的富含多廿烷醇的甘蔗。医学研究表明，从甘蔗中提取的多廿烷醇可显著降低总胆固醇、低密度脂蛋白胆固醇和三酰甘油，延缓动脉粥样硬化的进程，并具有一定的抗血小板聚集作用。有研究表明，多廿烷醇联合阿托伐他汀的降脂疗效优于单用阿托伐他汀，且安全性和耐受性更好，尤其适用于老年糖尿病合并高脂血症患者和冠状动脉介入术后患者的降低胆固醇治疗。

（陆　洁）

22. 老年人晕厥有哪些常见病因

晕厥是由于脑血流骤减引起的突发意识障碍，在老年人群中十分常见，轻者仅是意识模糊，重者则可导致骨折或脑外伤、甚至死亡。由于老年人的血压和脑血流自身调节功能弱，基础疾病多，往往多种因素共同导致晕厥的发生。老年人晕厥有哪些常见病因呢?

（1）体位性低血压性晕厥：常见于患者突然由卧位或坐位转变为站立位时，血压无法及时调整提高，从而影响大脑的有效供血。也常见于虚弱、脱水或水量不足（如腹泻、饮水不足、服用利尿剂）、高血压患者服用降压药过量、前列腺增生患者服用α受体阻断剂、自主神经系统变性受损（如原发性直立性低血压、多系统萎缩、糖尿病神经病变）等情况。常反复发作，平卧后可缓解。减缓体位变动的速度可减少晕厥的发生。

（2）血管迷走性晕厥：可见于正常或患有疾病的老年人群。晕厥前常先出现头晕、恶心、呕吐、出冷汗、便意、苍白、湿冷等症状。常见于剧烈腹痛、剧烈咳嗽、剧烈咽喉部疼痛、颈动脉窦受压（穿硬领、高领服装）、看到恐怖血腥场景等。此类晕厥常有自限性，预后较好。

（3）心源性晕厥：这种类型的晕厥通常比较凶险，如不及时治疗会有生命危险，是猝死的主要原因。可见于急性心肌梗死、严重心律失常（如三度房室传导阻滞、心脏停搏、心室颤动等）、肥厚型心肌病、急性肺栓塞等。

（4）脑源性晕厥：脑源性晕厥是指供血于脑部的血管（包括颈动脉系统、椎-基动脉系统，主动脉弓及其分支如锁骨下动脉、无名动脉等）发生一时性、广泛性缺血所出现的晕厥。如锁骨下动脉盗血综合征患者常在患侧上肢活动时，出现发作性头晕、视物模糊、复视、共济失调、构音障碍、吞咽困难，甚至晕厥。

特别提醒

临床上，不仅要鉴别容易混淆的癫痫发作、低血糖昏迷、眩晕、心因性晕厥等，而且更重要的是要明确晕厥的病因、判断预后、及时救治。

（倪秀石）

23. 老年人一旦发生晕厥怎么办

晕厥是由于一过性脑供血不足所致的短暂性意识丧失状态，发作时患者因肌张力消失，不能维持身体的姿势而倒地，一般能很快完全恢复意识。晕厥在临床较为常见，其中心源性晕厥和直立性低血压多见。

老年人发生晕厥时，应立即让他平卧，保持四周空气流通，松开紧身衣扣，并将双下肢抬高，呈头低脚高位，以利于畅通呼吸和增加脑部血液供应。同时查看呼吸和脉搏，并及时拨打"120"急救。清醒后，不要急于站立，以免再次发生晕厥。

　　如条件允许，应进行快速评估治疗。

　　(1) 进行快速血糖测定，判断是否存在低血糖，确诊后即刻给予葡萄糖溶液口服或静脉滴注直至症状消失。

　　(2) 测量卧位和立位血压、询问事件发生的时间，了解晕厥前服用的药物及近期更换药物的情况。

　　(3) 心电图有助于诊断急性心肌缺血、缓慢性心律失常等；心脏超声可协助寻找与晕厥相关的心血管原因；颈动脉超声检查是老年晕厥患者重要的检查之一，用于排除颈动脉重度狭窄引发的晕厥；脑电图可用于癫痫的鉴别诊断。

　　(4) 判断是否存在晕厥摔倒后的并发症，如颅内出血、气胸等，尽快进行 CT 等影像检查。

　　对于反复晕厥发作的老人，首先帮助其消除紧张和恐惧心理，应及时转入心内、神经等相关科室进一步明确原因。其次，让家属了解老人的病史，家中备好急救药品和物品；老人各项活动要根据药物的作用时间合理安排，每日监测血压。老年认知障碍者可建立随身健康卡，写明相关的个人信息、联系方式、疾病名称、所服药物等，一旦出现意外情况，便于周围人员救治。对于安装起搏器的患者，应定期进行起搏器功能测试。家属应鼓励老年人多参加社会活动，并指导老年人循序渐进地完成力所能及的日常活动，提高自信心。

（徐　蓉　曲　毅）

—— 专家简介 ——

徐　蓉

　　徐蓉，上海市徐汇区中心医院老年病科副主任医师，硕士。擅长老年内分泌系统疾病、骨质疏松的诊治。

　　曲毅，主任医师，医学博士。上海市徐汇区中心医院老年病科主任。中国医师协会全科医师分会委员、上海市医学会老年医学专科分会委员。擅长老年高血压、冠心病、认知障碍的诊治及老年重症的抢救。

24. "腔梗"该如何治疗

　　通常所说的"腔梗"就是腔隙性脑梗死，属于脑梗死的一种特殊类型，多发生在基底神经节,病变范围一般为 2～15 毫米,常呈多发。老年人如有高血压、糖尿病、高血脂等脑血管病的危险因素,常常出现腔隙性脑梗死。临床上患者多无明显症状,少数患者可表现为单纯一侧肢体麻木、单纯一侧肢体无力、单纯一侧肢体共济失调、构音障碍或手笨拙,或一侧肢体麻木伴无力等。"腔梗"反复发作可影响脑功能,导致智力进行性衰退,最后可导致血管性痴呆。

如果没有症状,只是头颅 CT 检查偶然发现有陈旧的腔隙病灶,就无需特殊治疗,更不需要住院。如果患者出现腔隙病灶相关的神经症状和体征,或者虽无明显的临床症状,但 MRI(磁共振)显示有新鲜腔隙灶,应按急性脑梗死治疗,但一般不用脱水治疗。"腔梗"的治疗重在预防病情进展,特别是控制脑血管危险因素。

有效控制高血压和各种类型的脑动脉硬化是预防"腔梗"的关键。高血压患者应坚持服药,将血压控制在正常水平;糖尿病患者要做系统治疗;血脂高、肥胖的患者要减少脂肪和能量的摄入,减轻体重,必要时服用降脂药物。同时,戒酒戒烟,有规律地生活,尽可能祛除紧张心理,保持心情愉快,适量运动。

特别提醒

CT 片上显示的"腔梗"常常不能区分是新鲜还是陈旧的病灶,MRI 弥散加权成像可以鉴别。

(倪秀石)

25. 只要把血管打通就可以治好脑梗死吗

只有在脑梗死的超早期,目前指南推荐的常规时间是发病 4.5 小时之内(80 岁以内)或者 3 小时以内(80 岁以上),可以静脉溶栓打通血管。有条件的医院可以适当放宽时间进行动脉溶栓或者取栓(这些也称为血管再通治疗)。

不论是溶栓或者取栓,都有很严格的适应证和禁忌证,需要医生严格掌握,让治疗的风险尽可能减少。但是,再及时的血管再通治疗也不能保证所有的血管堵塞都能够打通。因此,脑卒中的预防比治疗显得更重要。

脑细胞是最不耐受缺氧缺血的细胞。一般来说,全脑一旦血供中断,6 秒内神经细胞代谢就会受到影响,10～15 秒意识丧失,2 分钟内脑电活动停止,持续 5 分钟以上则脑细胞发生不可逆的损害。对于大血管的梗死,估算每分钟要死亡 190 万个脑细胞。因此只有在脑细胞能挽救的时间窗(3～4.5 小时)内打通血管才有效，超过时间窗后就算血管打通，也不能挽救脑细胞，而且在病情没有稳定情况下可能继发出血，造成病情加重或者复杂。因此，不论对于患者来说还是对于神经科医生来说，时间就是大脑。

（陆钦池）

—— 专家简介 ——
陆钦池

陆钦池，上海交通大学医学院附属仁济医院神经内科主任医师，医学博士，教授。上海市医学会神经病学专科分会委员，上海市医学会老年医学专科分会委员，上海市健康教育协会理事。擅长脑血管病及神经内科疑难杂症的诊治。

26. 哪些因素会导致老年人脑卒中

（1）不健康的饮食：饮食不健康会导致很多健康问题。富含饱和脂肪酸、反式脂肪酸和胆固醇的饮食会增加高胆固醇血症和肥胖的风险。摄入太多盐会导致血压升高。相反，低盐、低脂饮食，多吃水果和蔬菜可以帮助降低脑卒中风险。

（2）不参与运动：经常不运动也会增加患心脏病和脑卒中的风险。研究表明，规律运动对身体有很多益处。运动能够保持体重、降低血压，还能够预防或者控制糖尿病。一周有几天能够做到持续 30 分钟的中等强度的运动，对身体的益处是非常大的。

（3）肥胖：肥胖是心血管疾病的一个主要危险因素。肥胖同样会增加患上高血压、高胆固醇血症、糖尿病和脑卒中的风险。健康的饮食和规律的运动可以帮助减轻体重，从而降低风险。

（4）吸烟：吸烟是脑卒中的主要风险因素之一。烟草会降低血液中氧气的含量，吸烟还会损伤血管内膜，使血管壁增厚，容易造成血凝块形成。戒烟很重要，必要时请咨询保健医生，服用哪些药物、参与哪些项目有助于戒烟。对于所有年龄段的人，戒烟都可以降低诸如心脏病和脑卒中的风险。

（陆钦池）

27. 老年患者突然发现有心脏杂音该怎么办

在门诊经常会听到老年患者询问"心脏有杂音该怎么办?"体检时一旦发现

突然出现的心脏杂音,往往提示有心脏病的存在,应该引起重视。

随着年龄增长,心脏瓣膜结缔组织发生退行性变、纤维化、钙化等,从而导致瓣膜的功能异常,称之为"老年钙化性心脏瓣膜病"。其发病率随年龄增长而增高,已成为老年人最常见的瓣膜病之一,也是老年人心力衰竭和猝死的重要原因。老年钙化性心瓣膜病进展缓慢,引起瓣膜狭窄和(或)关闭不全多不严重,早期缺乏特征性的症状和体征,对心功能与血液动力学影响不大。无症状的亚临床期可长达几十年,随着瓣膜病变加重,逐渐成为导致心肌重构和心功能不全的不利因素。

老年人突然发现心脏杂音不要太过慌张,为明确诊断,应进行心电图、超声等检查,尤其是超声心动图检查,为老年钙化性心脏瓣膜病提供了可靠的诊断学基础。如果未发现明显异常,老年人也不用过于担忧,积极治疗高血压、糖尿病、冠心病等基础疾病,有利于延缓本病的发生与发展。尽管目前心脏瓣膜置换术已成为一种安全有效的治疗方法,但对于绝大多数老年患者来说,是不需要的。

总而言之,要明确老年人心脏杂音是怎么回事,应及早进行超声心动图检查,以排除心脏结构的异常改变。老年人要养成健康的生活方式,膳食上低盐、低脂、低胆固醇,多吃新鲜蔬菜和水果;戒除烟酒嗜好,合理安排作息时间,避免过度操劳,适当锻炼;定期接受健康检查,平时注意维持平和心态,改善身体素质,预防老年心脏病的发生。

(曲　毅)

28. 老年人锻炼后出现跛行怎么办

有些老年人在活动锻炼后会出现下肢乏力、酸胀的症状,走路一瘸一拐,休息十几分钟后会好转,因此不当回事,随便吃点止痛药,但是总不见好,过段时间又感到下肢发冷和疼痛,特别在晚上休息时也会出现下肢疼痛。这些都是下肢动脉硬化后血管闭塞造成的结果。

如今,患高血脂、糖尿病、高血压和肥胖症的人越来越多,动脉粥样硬化的发生率日益增加,发生在下肢动脉的称为下肢动脉病变。下肢动脉病变在老年人群的患病率达15%,早期大部分人没有不适症状,易被忽视,故早诊断很重要。首先可自查,观察下肢皮肤和趾甲情况,皮肤是否苍白、变薄及发冷,下肢是否水肿;摸足背动脉、胫后动脉的搏动情况。小腿肌肉压痛、下肢剧烈疼痛等常提示下肢急性缺血。临床上检查踝肱指数,方法简单、易行,如果小于 0.9 就要进行血管彩色超声检查,必要时应进行动脉造影检查。

下肢动脉硬化的治疗方法很多,首先要纠正不良生活习惯,如戒烟、控制体重,同时控制血糖<6.1 毫摩/升,糖化血红蛋白<7.5%,血压<140/90 毫米汞柱,低密度脂蛋白<2.0 毫摩/升等。可口服阿司匹林、氯吡格雷、贝前列素钠片、西洛他唑等药物。症状加重可到血管外科就诊,主要有动脉内膜剥脱术、人造血管和自体血管旁路术等手术治疗。老年患者亦可以行血管腔内治疗,如经皮球囊扩张术、支架植入术、经皮内膜旋切术等手术,具有微创、高效、可重复等优点。

(毛旭东　曲　毅)

—— 专家简介 ——

毛旭东

毛旭东,上海市徐汇区中心医院老年科主任医师。上海市老年学学会骨质疏松专业委员会委员,上海市康复医学会骨质疏松分会委员。擅长骨质疏松、糖尿病足、老年糖尿病、甲状腺结节的诊治。

29. 老年人下肢浮肿需警惕心脏疾病吗

老年人活动后有胸闷、气短的症状,这时常立即想到可能是心脏病。但是,有时不起眼的症状也透露着疾病的信号。比如下肢浮肿,可能预示着你的心脏已经出现问题了。

老年人心脏功能减退,心脏排出量减少,体内水分及钠的含量增加(水钠潴留)。右心功能衰竭时静脉回流受阻,出现淤血,导致毛细血管内压力升高,引起组织水肿。受地球引力的影响,多表现为身体下垂部位浮肿,因此浮肿常首先出现于下肢,以脚踝尤为明显,若不及时治疗改善心脏功能,可能逐渐发展到全身。这种水肿也称为心源性水肿。心源性水肿多为"凹陷型水肿",即手指按压脚踝或小腿,松开后按压部位呈凹陷,不能立即恢复。除了水肿外,还可能有尿频、尿量减少、体重增加、夜间咳嗽等表现。

若发现自己有上述的症状,应立即到医院就诊。脑钠肽(BNP)、心肌损伤标准物的化验,心电图、心脏彩超的检查都有助于心脏衰竭的诊断。

发现下肢浮肿不仅需要警惕心脏疾病,还需排除其他疾病的可能,如肾脏疾病、下肢静脉血栓等。患者应到医院完善血生化、尿蛋白、血管彩超等检查。不应盲目自信,延误病情。

下肢浮肿在老年人中十分常见,很多人以血管老化、血液循环不畅为理由不予重视。这样易造成治疗不及时,导致病情加重,后果严重。希望老年人从"心"出发,关爱健康。

（薛　冰）

消｜化｜系｜统

30. 如何早期发现食管癌

早期食管癌症状常不明显，容易被误诊或者漏诊，老年人的食管癌一般从出现症状到确诊的时间较长，这是由于老年人感觉迟钝、对症状不敏感或认识不足而延误就诊导致的。同时，老年人中患慢性病者较多，如慢性支气管炎、高血压、心脏病、糖尿病等，此类患者常服用多种药物，一些药物的反应（如阿司匹林的镇痛作用）易掩盖食道癌的早期症状，因此老年人中晚期患者较多。

为了早期发现，老年人最好养成每年体检的习惯，做到早发现、早诊断、早治疗，如有胸骨后不适、有烧灼或疼痛感，吞咽食物时局部有异物感、摩擦感、停滞感或轻度梗阻感等不同症状时及早就诊。

（郑松柏）

—— 专家简介 ——

郑松柏

郑松柏，复旦大学附属华东医院副院长、消化内科及老年病科主任医师、教授。中华医学会老年医学分会委员、老年消化学组副组长，中华医学会消化病学分会老年消化协作组副组长，上海市医学会老年医学专科分会副主任委员，上海市老年学学会骨质疏松专业委员会副主任委员。擅长消化系统常见病和疑难杂症的诊治。

31. 老年人患食管癌如何选择治疗方法

食管癌的治疗一般是采用多学科的综合治疗，包括手术、放疗和化疗。对于早期的食管癌及癌前病变可以选择行内镜下切除术；对于有手术适应证的患者，手术是治疗食管癌的首选方法，对于全身情况良好者，可先行术前化疗，待肿瘤缩小后再做手术。对于放疗耐受且肿瘤位于颈段、胸部上端的食管癌，可选择单纯性放射治疗；对于晚期食管癌，则选择姑息性的化疗，或者放疗与化疗联合治疗。

老年人食管癌的治疗需要根据患者的病期、病变的部位、患者一般情况及有无转移来决定是进行手术、放疗、化疗还是综合治疗。对于身体虚弱的老年食管癌患者，即使早期也应首选放疗。高龄患者(80 岁以上)则以姑息性治疗为主，以延长有质量的生命为目标。

（郑松柏）

32. 老年人胃食管反流有何特点

老年人胃食管反流在临床表现方面有以下特点：①反酸、烧心等典型症状少见，大多表现为食欲差、呕吐、吞咽困难或者贫血等；②老年人偶有以突然呕血或者黑便发病，食管炎引起上消化道出血；③老年人的胃食管反流通常合并食管裂孔疝；④如反流物长期刺激咽喉部，会导致咽喉部炎症甚至溃疡，表现为咽喉部疼痛、吞咽困难、声音嘶哑、咽喉部异物感，如有上述症状，诊断为反流性的咽喉炎；⑤老年人患胃食管反流，伴发呼吸系统方面的并发症较多见，如反流物误入气管，就会引起呛咳、一过性的窒息感、慢性咳嗽、哮喘等呼吸道症状，尤其夜间多见。

33. 治疗老年人胃食管反流要注意哪些问题

治疗方面应注意：治疗老年人胃食管反流的目标是缓解症状(食管症状以及食管外症状)、愈合食管破损黏膜、预防和治疗并发症、防止复发。

(1) 老年人的泌酸功能尚未减退，控制胃酸的治疗仍是首选，其中抑酸剂(胃质子泵抑制剂如奥美拉唑等，H_2 受体拮抗剂如法莫替丁等)是治疗胃食管反流的一线首选药物。

(2) 一般老年患者应用胃质子泵抑制剂有良好的安全性，不需要调整剂量。

(3) 胃食管反流是一种慢性复发性疾病，因此绝大多数老年人需要维持治疗，甚至终身治疗，其中质子泵抑制剂是维持治疗的最佳选择。

(4) 维持治疗采用递减策略，即先采用足够剂量的胃质子泵抑制剂控制症状，然后逐渐减量，寻找能控制症状的最低胃质子泵抑制剂剂量。可以全量维持、半量维持、隔日服药维持或者按需维持等。

(5) 对于夜间发作的老年患者，可以早、晚餐前服用标准剂量的胃质子泵抑制剂,或者早餐前服用标准剂量的胃质子泵抑制剂,晚上睡前加用 H_2 受体拮抗剂或调整胃质子泵抑制剂种类。

（6）促动力剂（如多潘立酮、莫沙必利、伊托必利等）以及黏膜保护剂（硫糖铝、铋剂、铝碳酸镁等）可以与抑酸剂联用治疗老年人的胃食管反流。

（郑松柏）

34. 治疗老年人消化性溃疡要注意哪些问题

消化性溃疡是老年人的常见病,包括胃溃疡和十二指肠溃疡。有以下特点：①症状不典型的较多,消化性溃疡常有反酸、饥饿痛及"上腹痛-进食-缓解"的特点,但老年人常表现为中上腹隐痛、灼热、胀闷等;②首发表现为消化道出血者较多;③高位、巨大胃溃疡较多;④非甾体抗炎药所致较多,如服用阿司匹林等。

治疗中应注意以下问题：首先,注意生活习惯的调整,需养成良好的饮食习惯,做到有规律地定时进食,切勿暴饮暴食;溃疡活动期宜少食多餐;避免餐间进食零食,且睡前不宜进食;避免饮用浓茶、咖啡等饮料;严格忌烟酒;保持情绪稳定,劳逸结合;如需长期服用阿司匹林等非甾体抗炎药,需同时服用抑酸剂予以保护。其次,在药物治疗方面,需做到标准剂量、标准疗程。所有的胃质子泵抑制剂,如奥美拉唑、兰索拉唑、泮托拉唑、雷贝拉唑和埃索美拉唑等,在标准剂量下,对于老年人消化性溃疡的愈合均有效,治疗过程需要 6～8 周。

对于和幽门螺杆菌相关的消化性溃疡,在允许的情况下,均需积极作根除幽门螺杆菌的治疗。对于反复发作的溃疡、幽门螺杆菌阴性及已去除其他危险因素的患者,也可给予维持治疗。老年胃溃疡患者应在治疗后 2 个月内复查胃镜并做活体组织检查,排除胃癌。

（郑松柏）

35. 胃癌能预防吗

胃癌是可以预防的。胃癌是老年人的高发疾病,为了能尽早发现,首先应留心观察其早期症状,如老年人有上腹部不适、心窝部隐痛、食欲不振、食后饱胀感、恶心呕吐、消瘦、乏力、贫血等不适时应及早就诊,患者应积极配合医生,及早行胃镜下检查。对既往患萎缩性胃炎、胃溃疡、胃部多发性腺瘤性息肉、恶性贫血的老年患者,需定期复查胃镜,消除癌前病变,预防胃癌发生。有癌症遗传家族史的人，发病率明显高于一般人，需提高警惕，定期行胃镜检查。此外，上述人群对于胃癌前状态(癌前病变)应该有正确的认识，做到及早干预。

目前证实与胃癌发生密切相关的病理变化是上皮内瘤变(即异型增生)。对于异型增生病灶的随访原则是：①轻度异型增生，复查时间是 6 个月后，多数可逆转，胃癌的危险性相对较低。②中度异型增生，3～6 个月复查，发生胃癌的危险性较高，需长期随访。③重度异型增生，需立即复查胃镜，原部位再取活体组织检查，如 2 次病理检查结果均为重度异型增生，则考虑手术或内镜下治疗。

(郑松柏)

36. 老年人幽门螺杆菌感染需要治疗吗

关于老年人幽门螺杆菌(Hp)感染的治疗，目前一般的观点认为，对于所有的幽门螺杆菌感染者均应给予根除治疗，除非有相抗衡的因素存在。但对于老年人幽门螺杆菌感染，需充分考虑 Hp 根除治疗的获益、药物的相互作用、抗菌药物的耐药性及不良反应、老年人的基础疾病以及伴发疾病等因素的影响，评估 Hp 根除治疗的必要性，采取个体化的治疗方案。

所谓 Hp 治疗的获益指以下几点：促进消化性溃疡愈合及预防复发、延缓慢性萎缩性胃炎肠化和异型增生的发展、缓解消化不良的症状、预防胃癌、降低交叉感染的发生率。简短地讲，老年人如果感染 Hp，身体状况较好、肝肾功能基本正常、年龄在 80 岁以下者，建议积极治疗；不符合以上条件，则应慎重治疗。治疗方案为四联疗法，即胃质子泵抑制剂＋铋剂＋2 种抗菌药物。

(郑松柏　卢　萌)

37. 引起老年人肝功能异常的常见疾病有哪些

肝功能是医生非常注重的一项检查，老年人在体检和就诊过程中常常会检查这项指标。引起肝功能异常的原因有很多种。首先，和生活方式有关，比如过度疲劳、高强度运动、熬夜、高脂肪饮食、经常喝酒、抽烟等，都有可能引起肝功能异常。其次，和服用某些药物有关，老年人因慢性病较多，药物治疗甚至多药合用的情况比较普遍，如近期服用过抗生素、安眠药、感冒药、中草药，或者某些保健品后，出现肝损伤，需考虑是否与药物相关，如果有关应立即停药。

此外，还有疾病原因引起的肝功能异常。老年人比较常见的肝胆疾病有病毒性肝炎(乙肝最常见)、肝硬化、脂肪肝、酒精性肝损伤、肝脏原发和转移肿瘤；胆囊及胆道疾病如胆结石、肿瘤等；全身疾病有慢性心功能衰竭、严重的感染等，引起肝脏淤血和缺氧，从而导致肝功能异常。引起肝损伤的原因较多，建议老年人出现肝功能异常时一定要去医院检查、治疗，千万不要盲目用药，盲目治疗。

（张　玉）

—— 专家简介 ——

张　玉

张玉，复旦大学医学院附属华山医院老年病科主任医师、主任。上海市医学会老年医学专科分会副主任委员。擅长消化系统疾病的诊断和治疗，以及内镜诊治技术。

38. 老年人药物性肝损伤有什么特点

肝脏是人体内药物代谢和转化的主要器官，因此也是较容易受药物损害的脏器之一。在已经上市的药物中，约有 1 000 种以上可能引起肝脏损伤。相比年轻人，老年人更容易发生药物相关性的肝损伤。在几项大型药物临床研究中，肝脏毒性的发生率甚至可以达到年轻人的 5 倍以上，而高龄老年人的发生率就更高了。原因可能与老年人的营养状况和饮食结构的特点、肝脏生理性的衰老退化，及药物吸收和排泄较慢，容易发生蓄积，体内浓度过高有关。

同时，老年人合并有慢性肝胆疾病的比例增加，包括病毒性肝炎、胆道疾病、酒精性肝损伤、脂肪肝、肝脏肿瘤等。而且老年人合并用药的情况十分普遍，同时服用的多种药物在人体内相互作用而引发肝脏毒性，这些原因都导致了近年来老年人药物性肝损伤的发生率不断增加。

老年人药物性肝损伤起病较隐蔽，缺少特征性的临床症状和体征，其中无症状的肝功能指标升高者占半数以上，最常见症状为食欲减退、恶心呕吐等消化道反应，其次为黄疸、低热、皮肤瘙痒和皮疹。

引起肝损伤的药物以治疗心血管疾病的药物最多，其次为抗生素和抗肿瘤药物。中草药和保健品引起的肝损伤也并不少见。医生要根据老年人的特点，合理安全地个体化用药，避免大剂量、多种药物联合应用。对于有可能引起肝损伤的药物，用药过程中应定期复查肝功能。老年人自身也要谨记在医生的指导下用药,选择保健品一定要谨慎。

（张　玉）

39. 老年人胆道感染有何特点

　　胆道感染是胆道系统急、慢性炎症的总称,包括急、慢性胆囊炎,急、慢性胆管炎,急性梗阻性化脓性胆管炎等病症。细菌感染可以单独存在,但多数合并胆石症,胆道感染与胆石症互为因果关系。常见致病菌为大肠杆菌、铜绿假单胞菌和厌氧菌。慢性炎症可以无明显症状,急性和严重感染时可出现右上腹绞痛、发热、黄疸等症状,腹部体征可出现压痛、腹肌紧张、反跳痛或扪及肿大胆囊之底部,严重并发症有坏疽穿孔、胆道出血、肝脓肿、中毒性休克等。

　　老年人生理功能下降,免疫功能减退,多脏器具有潜在的功能不全,有较多的伴随疾病,因此老年人胆道感染往往更复杂和严重。老年胆道感染具有以下特点。

　　(1)老年人反应迟钝,体征不典型:往往只有低热或不发热,血细胞分析中白细胞升高不明显或轻度升高,只有轻度腹痛或者无腹痛,无明显腹肌紧张和反跳痛,但手术已经发现有胆囊坏疽和穿孔,并发感染性休克甚至多脏器功能衰竭,比较容易造成漏诊和误诊。

　　(2)病情发展快、变化快、超出预料,因此早期诊断、早期治疗、多学科协同治疗很关键。

　　(3)合并症多:老年人脏器功能多有衰退,往往合并冠心病、慢性支气管炎、慢性阻塞性肺疾病、糖尿病等疾病,易出现并发症,对是否能够耐受手术是一个考验,对术后能否恢复也有很大影响。

　　总之,老年人胆道感染较年轻人复杂、变化快,治疗比较困难。

（张　玉）

40. 治疗老年人胆石症应注意什么问题

　　所谓胆石症,指的是胆道系统任何部位发生的结石,根据其部位可分为胆囊结石、肝外胆管结石、肝内胆管结石;根据其成分的不同分为胆固醇结石、胆色素结石和混合性结石。

　　老年人由于胆道收缩相对较慢,对疼痛反应也较为迟钝,所以症状往往不典型,发热、腹痛、腹部肌紧张不明显,多数表现为腹部隐痛、嗳气、反酸、消化不良、神志改变等,容易造成误诊、漏诊。

老年人胆石症治疗一般分为保守治疗和手术治疗。保守治疗首先应该调整饮食结构,选择清淡低脂饮食,少食多餐,适当运动。可以考虑使用促进胆囊收缩且促进结石溶解的药物,如熊去氧胆酸。无症状的慢性胆囊炎一般无需特殊治疗,但也有人主张使用甲硝唑治疗。

中药对于治疗老年人胆石症也是个不错的选择,利胆颗粒、消炎利胆片等都有一定的效果,可以单独使用,也可以和西药一同服用。体外冲击波碎石术对于老年人来说比较适合,损伤很小,耐受性好,但是对于胆道收缩功能差的患者效果差,结石较大的话也不适用。手术治疗老年人胆石症也是一个选择,有传统手术开腹胆囊切除、胆管探查取石等方式,也可以选择腹腔镜手术治疗,后者相对来说创伤小、患者恢复快、手术耐受性好,治疗效果和传统手术相似,但并发症相对来说较低。如何选择适当的手术时机和手术方式,需要根据患者总体情况、当时条件来综合全面考虑。

总体来说,老年人的胆石症病程比较长,症状不典型,治疗方式因人而异,强调个体化治疗。

(张　玉)

41. 是什么导致老年人患上急性胰腺炎

急性胰腺炎是胰腺本身分泌的消化酶发生自身消化的化学性炎症,是老年人常见的急腹症。

病因有以下几点:①胆系疾病导致的急性胰腺炎,占 $50\%\sim70\%$。老年患者最常见的病因是胆总管结石嵌顿、急性感染分泌物堵塞、奥迪括约肌痉挛及胆道蛔虫病。②特发性急性胰腺炎,占 $23\%\sim30\%$。③任何上腹部或腹膜后手术均可能造成胰腺损伤,术中大剂量补充钙剂,术前肾功能不良是诱发急性胰腺炎的重要原因。胰腺缺血是促使老年人急性胰腺炎发生的重要因素。④约 1% 的急性胰腺炎继发于胰腺癌。⑤可致胰腺炎的药物有噻嗪类、磺胺类、雌激素、类固醇、甲基多巴、普鲁卡因胺、甲硝唑等。老年人因患多种疾病往往用药较多,因此药物因素不可忽视。⑥内镜逆行胰胆管造影(ERCP)对老年人的危险性相对较高。⑦由于老年人动脉硬化,加上内分泌或代谢异常,如高脂血症、高钙血症、糖尿病等频发,血栓形成较多,微血栓致急性胰腺炎也常见到。

老年人欲防止发生胰腺炎，就要避免暴饮暴食，以清淡食物为主，少吃油腻之品，同时要特别注意饮食卫生，预防肠道感染；不吸烟，不饮烈性酒；生活起居要有规律，劳逸结合，保证充足睡眠；保持心情舒畅，避免生气大怒；对所患胆道疾病如胆囊炎、胆石症施行有效治疗。

（江　华）

—— 专家简介 ——

江　华

江华，同济大学附属东方医院老年医学科主任、主任医师、副教授、硕士研究生导师。擅长消化道肿瘤的临床诊治，特别是胰腺癌的早期诊断与个性化治疗。

42. 老年人胰腺癌有什么特点

胰腺癌主要指胰外分泌腺导管腺癌，是胰腺恶性肿瘤中最常见的一种，占全身各种癌肿的 1‰～4‰，占消化道恶性肿瘤的 8%～10%。胰腺癌起病隐匿、病情进展快、恶性程度高。由于解剖部位的特殊性，早期症状不明显、特异性差，临床很难早期发现。随着年龄的增长，老年人可能出现认知功能障碍，对疼痛的敏感性下降，还可能存在多种高危因素，如吸烟、饮酒、糖尿病、肥胖、慢性胰腺炎、胆道疾病或胆道手术史等，使胰腺癌的症状更加不典型，易导致漏诊或误诊。

胰腺癌早期比较突出的症状有 3 种：①厌食、消化不良及体重下降。②腹部不适或疼痛，约有半数患者以腹痛为首发症状，约有 20% 的患者腹痛会放射到背部、左肩部，疼痛在仰卧时加剧，坐立、弯腰、侧卧、屈膝时减轻。③黄疸，表现为皮肤及巩膜发黄。

由于胰腺肿瘤在生长过程中无特异性表现，而对于胰腺癌，目前还没有有效的筛查方法，也缺乏可靠的诊断试验，故早期诊断相当困难。提高早期胰腺癌的检出率必须重视对高危人群的监测。如定期进行腹部 B 超或 CT 检查，及多种肿瘤标志物联合检测等，尤其是高龄老人。

临床上对于高龄老人，应警惕胰腺癌的"报警"症状，如上腹不适、食欲减退、体重下降、有高危因素存在等，一旦发现应及时进行检查，以发现早期病例，明显改善胰腺癌的预后。

（江　华）

43.　大肠息肉会发生癌变吗

　　大肠息肉是肠黏膜表面上隆起性的病变，通俗地说，是长在肠管内的一个"肉疙瘩"，大约 30％的中老年人有大肠息肉。研究发现，超过 90％的大肠癌由大肠息肉转变而来，大肠息肉往往随时间推移而逐渐长大，从大肠息肉演变为肠癌通常是一个循序渐进的缓慢过程，一般需要数年甚至数十年的时间，但个体差异较大。

　　一般来说，大肠息肉是一种良性病变，它可小如芝麻、绿豆，也可大至核桃，数量可从一个至数百个不等。根据息肉的性状，可以分为带蒂息肉、亚蒂息肉、扁平息肉。大肠息肉按照其病理性质分类，常见的主要是炎性息肉和腺瘤性息肉，炎性息肉由肠道增生性炎症引起，几乎不会发生恶变。腺瘤性息肉恶变的概率较高，直径大于 1 厘米的腺瘤性息肉的危险性更大，因此腺瘤性息肉被称为"大肠癌的癌前病变"。腺瘤性息肉分为管状腺瘤、绒毛状腺瘤和混合性腺瘤 3 种，绒毛状腺瘤的癌变率最高，管状腺瘤的癌变率最低。

　　大肠息肉常在结肠镜检查时发现，应及时行病理检查以明确其病理类型，根据实际情况尽可能摘除所有赘生物，切断息肉的癌变之路；并对患者进行定期随访，以防结肠癌的发生。良性的单发息肉切除后，每年随访一次肠镜，如果连续 2～3 年结肠镜检查息肉无复发，之后可以每 5～10 年复查一次。

（罗　蔓）

—— 专家简介 ——

罗　蔓

　　罗蔓，复旦大学附属中山医院老年病科副主任医师，内科学博士。上海市医学会老年医学专科分会委员，上海市医师协会老年医学科医师分会委员。熟悉各种内科疾病的诊断和治疗，以及老年人慢性疾病的综合管理、老年人的营养支持治疗。

44.　老年人大肠癌有何特点

　　大肠癌是消化系统最常见的恶性肿瘤之一，近年来我国的统计数据显示，大肠癌在我国已成为第三大恶性肿瘤，且近年来有上升的趋势，尤其是在经济较发达的沿海城市和东部地区。随着社会经济的发展和物质生活水平的提高，我国人民的平均寿命显著延长，老年人大肠癌的发病率明显增高。

老年人大肠癌的临床表现与年轻人相似，常表现为排便习惯及粪便性状的改变，粪便带血或黑便，同时伴腹痛、乏力、体重减轻和贫血等症状。由于老年人随着年龄的增加，感觉、反应迟钝，使得老年人大肠癌的临床表现不典型，更易被忽视，有相当一部分老年患者出现肠梗阻或肠穿孔后才来就诊。

老年人大肠癌常发于盲肠到结肠脾曲的近段结肠，老年人的新陈代谢活动度相对较低，老年人大肠癌具有相对高分化的趋势，其生物学行为相对较好，病情发展相对较慢，老年人大肠癌主要表现为局部病灶较大，并发结肠梗阻或穿孔者远较青年大肠癌多，而淋巴结转移及远处转移较青年大肠癌少见。

老年人如有大便习惯、次数改变或便血、腹痛、腹部不适、便秘等症状，应及时到医院就诊，常规进行直肠指检、肿瘤标志物、腹部 B 超检查，高度可疑者应进一步行钡剂灌肠、纤维结肠镜、直肠镜检查。

（罗　蔓）

45. 老年人改变生活方式可以预防大肠癌吗

大肠癌的发生是一个多步骤、多因素、内外因交互作用的结果。尽管大肠癌的发生机制还未完全阐明，但环境因素是公认的影响其发生和进展的重要因素，老年人改变生活方式可以在一定程度上预防大肠癌。

高膳食纤维(特别是谷类纤维和全谷类)可能降低大肠癌的患病风险。需要注意的是，蔬菜作为膳食纤维的重要来源之一，其摄入量与大肠癌患病风险的相关性并不十分显著。然而十字花科类食物中含有可降低大肠癌患病风险的物质，作为蔬菜食用的十字花科植物主要有 4 种：芸薹属的卷心菜、菜花、西兰花、各种甘蓝、白菜、油菜、芥蓝等；萝卜属的白萝卜、大青萝卜、红萝卜等；属于调味料的芥末、辣根等；以及一些深受人们喜爱的野菜，比如荠菜、芝麻菜等。

减少红肉和加工肉制品的摄入可能降低大肠癌患者的患病风险；长期吸烟和长期大量饮酒是大肠癌发病的高危因素；肥胖，尤其是腹型肥胖是大肠癌发病的潜在高危因素。

适当体育锻炼可降低大肠癌的患病风险，每天运动 30 分钟就可以使容易癌变的肠道息肉减少 1/3。每天至少进行 30 分钟中等强度的锻炼，如快步走等，以稍有喘气为宜。

（罗　蔓）

46. 老年人慢性肾脏疾病有哪些特点

老年人慢性肾脏疾病主要有以下几个值得注意的特点。

（1）早期诊断率低：老年人中，慢性肾脏疾病的患病率高达 30％，但老年人往往不注重体检，或体检时忽视对肾脏病的筛查，故肾脏病的早期诊断率很低。

（2）实验结果容易误判：尿常规检查是发现慢性肾脏疾病最重要的检查项目，但不少老年肾脏病患者的尿蛋白程度很轻，用尿常规检查很难查出，应同时检测尿微量白蛋白。老年人常未按要求留尿标本，也是引起误判病情的常见原因。临床上一般根据肌酐判断肾功能，肌酐主要来自肌肉代谢，老年人肌肉相对萎缩，肌酐产生减少，当肾功能已降至正常人 1/3 水平时，其肌酐仍可维持在正常范围。因此，不能认为肌酐正常者肾功能就一定正常。

（3）继发性肾脏病较多见：所谓继发性肾脏病，指的是由其他疾病（如高血压、糖尿病、肿瘤等）累及肾脏所引起的肾脏病。老年人肾脏病常是继发性的，故一旦发现有肾脏病，要仔细寻找是否存在可能引起肾脏病的其他疾病。

（4）老年人的肾功能更容易受其他内脏器官功能的影响：如心脏疾病、肺部感染等，这些都会非常显著地影响肾脏病的进展。因此，对于老年慢性肾脏病患者，要重视全身其他内脏器官疾病的诊断和治疗。保护好全身，才能保护好肾脏。

（5）用药不当所致不良反应较常见：老年人服用的药物种类和数量较多，肾脏疾病或身体老化导致药物排泄减少，对药物毒性的耐受性也降低。因此，老年人用药应更谨慎，并注意随访相关不良反应。

（叶志斌）

—— 专家简介 ——

叶志斌

叶志斌，复旦大学附属华东医院肾内科主任，主任医师，博士。擅长各种急性或慢性肾脏病的诊治，如高血压引起的肾脏病、痛风性肾病、糖尿病肾病、风湿性疾病相关肾损害、慢性肾功能不全和复杂性尿路感染等。

47. 为什么降压治疗容易引起肾功能减退

老年高血压患者在降血压过程中发生肾功能减退并不罕见,有以下主要原因。

(1) 血压降得太快或太低:对于不同个体老年人,血压维持在什么水平最合适,与高血压程度和持续时间、血管硬化程度、是否存在血管狭窄、有无靶器官(心脏,肾脏,脑等)损害及其严重程度等因素决定。有时貌似正常的血压,对某些老年人来说可能已经过低了,可因此导致肾脏血流减少和肾功能减退。

(2) 缺乏可靠血压监测数据的指导:不测血压、血压计选择或使用不当、血压测量时间和频率不合理等,也是导致老年人血压控制过低的常见因素。人体的血压是波动的,若某个时间段的血压太低而没被发现,久而久之也会对肾功能造成不良影响。

(3) 合并肾动脉狭窄:动脉粥样斑块堵塞肾脏大动脉,使肾脏血流减少,机体代偿性升高血压以增加该侧肾脏的血液灌注。此时若将血压降下来(即使还在正常范围),该侧肾脏也可能会因血流量明显减少而功能下降。

(4) 某些类型的降压药比较容易引起肾脏损害,以肾素-血管紧张素转换酶抑制剂(沙坦类和普利类降压药)最为多见。当患者存在双侧肾动脉严重狭窄或孤立肾肾动脉狭窄、血容量绝对不足、充血性心力衰竭,或大量利尿、合用非甾体抗炎药或环孢素时,更易引起肾损害。此外,袢利尿药(呋塞米等)等可直接或间接引起肾脏损害。

(5) 降压治疗间接影响肾功能:老年人肾功能容易受全身其他内脏器官功能影响,在降压过程中若肾脏以外的内脏器官或组织血流灌注减少,或是药物的其他不良反应,如恶心、头晕、心率过慢等,都可能引起肾功能损害。

(张晓丽)

—— 专家简介 ——

张晓丽

张晓丽,博士,复旦大学附属华东医院肾内科副主任医师。擅长各种慢性肾炎、尿路感染、高血压肾病、糖尿病肾病，尤其是老年人肾功能不全的诊治。

48. 什么是动脉粥样硬化性肾动脉狭窄

正常人有左、右两个肾脏，每侧肾脏都通过各自的肾动脉主干与腹主动脉相连接。正常的血流量对保障肾功能的运行至关重要。所谓动脉粥样硬化性肾动脉狭窄，指的是肾动脉主干或其分支血管的管腔因动脉粥样斑块等原因而发生部分阻塞。严重的肾动脉狭窄对人体有多方面的危害，如高血压（新出现的高血压，或原来的高血压进行性加重）、反复发作的急性肺水肿、蛋白尿、肾功能减退和肾萎缩等。急剧加重的严重肾动脉狭窄可引起急性肾功能衰竭。

绝大多数肾动脉狭窄的患者无任何症状，只是在体检时才发现一些蛛丝马迹（如腹部血管杂音等）。因此，肾动脉狭窄的诊断有赖于影像学检查，如肾动脉彩超、磁共振和 CT 血管成像，但并非以上检查结果正常的人就一定没有肾动脉狭窄，这与仪器的灵敏度和检查医生的经验等因素都有密切关系。例如彩超检查，虽然无创伤，但诊断效果较差，近年来微气泡超声造影剂的使用在一定程度上增加了超声诊断的准确性。肾动脉造影是诊断肾动脉狭窄最可靠的方法，但肾动脉造影检查需要用造影剂，而造影剂可能会对少数患者的肾功能造成不良影响，特别是老年人及肾病患者，更要注意。

肾动脉狭窄所引起的肾功能减退和高血压，若能及时发现并及时给予适当治疗（如介入治疗或者手术治疗），有时可获得非常好的疗效，甚至可以使已经严重受损的肾功能得到很大程度的恢复。许多肾动脉狭窄的患者都有高血压，这些患者可因降压治疗而导致肾功能下降，尤其是应用肾素-血管紧张素转换酶抑制药和血管紧张素Ⅱ受体阻滞剂类药物时更应小心，这两类药物有时可以引起肾功能急剧减退。其他的治疗还包括抗血小板聚集、降低胆固醇和低密度脂蛋白、控制血糖和降低同型半胱氨酸等。

（陆轶君）

—— 专家简介 ——

陆轶君

陆轶君，硕士，复旦大学附属华东医院肾内科副主任医师。熟悉各种急、慢性肾脏病诊治，尤擅长高血压引起的肾脏病和腹膜透析治疗，以及动静脉内瘘和腹膜透析置管术。

49. 老年人肾病综合征有哪些特点

肾病综合征是一组以大量蛋白尿和严重低白蛋白血症为共同特征的疾病的统称，可以伴或不伴水肿及高脂血症，分为原发性和继发性两大类。与非老年人肾病综合征相比，老年人肾病综合征有以下几个重要特点。

（1）老年人肾病综合征常常是继发性的，常见的继发性因素包括糖尿病、肿瘤、淀粉样变性和系统性小血管炎等。对于老年人肾病综合征，应首先仔细鉴别是不是继发性的。

（2）老年人原发性肾病综合征的疾病谱与非老年人相似，但膜性肾病和轻微病变相对多见。原发性肾病综合征常需应用糖皮质激素和免疫抑制剂治疗，这些药物的不良反应均较大，加之疗程较长，由治疗带来的不良反应更为常见，且更加严重。因此，在应用这些药物之前应详细评估患者肾病综合征的病因、病理、治疗目标以及对药物治疗的耐受性等，尤其应注重对患者全身状态的评估，在治疗肾脏病的同时一定要考虑全身因素以明确轻重缓急，制订个体化的治疗方案。在治疗过程中应加强随访，不断评估治疗目标、疗效和不良反应，及时调整用药，避免出现较原发病更为致命的并发症。

（3）老年人的肾病综合征更容易发生多种急、慢性并发症，如感染、急性肾损伤、栓塞、糖尿病、消化性溃疡和骨质疏松等，且老年人对肾病综合征所引起的异常病理生理以及并发症的耐受性较差，若未能及时发现和治疗，可能会产生严重后果。

（陈伟军）

—— 专家简介 ——

陈伟军

陈伟军，硕士，复旦大学附属华东医院肾内科副主任医师。擅长老年人慢性肾脏病、高血压肾病、风湿系统疾病等相关肾脏病诊治、慢性肾功能衰竭的腹膜透析及血液透析治疗以及动静脉内瘘术及腹膜透析置管术。

50. 老年人高尿酸血症诊治中应注意哪些问题

老年人是高尿酸血症的好发人群，在老年人高尿酸血症的诊治中要注意以下几点。

（1）病因筛查：高尿酸血症分为原发性和继发性，继发性是指可明确病因的高尿酸血症，如肾脏病、肿瘤或药物引起的高尿酸血症等。老年人罹患各种肾脏病或肿瘤的可能性较大，常常需要服用利尿剂、含有利尿剂的降压药物或阿司匹林等容易导致高尿酸血症的药物，故对初次发现有高尿酸血症的老年人，应针对病因仔细筛查，找出高尿酸血症背后的疾病，针对高尿酸血症的病因进行治疗，会起到事半功倍的效果。

（2）合并症多见：老年高尿酸血症患者常存在多种心、脑、肾疾病的危险因素，多同时伴有高血压、高脂血症和糖尿病等，需同时诊治，才能最大化地保护靶器官。

（3）合并肾脏疾病者多见：高尿酸血症与肾脏病可互为因果，老年人是慢性肾脏病、急性肾损伤的高发人群，因此一旦发现高尿酸血症，就应常规评估肾功能状况，并进行因果分析。

（4）需根据轻重缓急综合施治：老年人高尿酸血症常存在多种合并症，有时候存在治疗矛盾，需要根据病情的轻重缓急，辨证施治。

（5）要根据个体化肾脏状况选用降尿酸药：老年人肾脏发病率高，肾脏对各种损伤的修复能力较差，而所有的降尿酸药物都需要经肾脏排泄。因此，在选用降尿酸药物时，应该根据肾小球滤过率、肾小管酸化功能以及有无肾结石等选用降尿酸药物，才不会加重肾损伤，或造成药物蓄积，或损伤其他内脏器官。

（6）密切随访甚为重要：老年人的健康状况有时变化较快，应根据其饮食起居、用药变化等情况随时调整随访频度，及时相应地调整治疗方案，这样才能最大限度维持疗效，避免药物不良反应。

（傅辰生）

—— 专家简介 ——

傅辰生

傅辰生，复旦大学附属华东医院肾内科副主任，博士，副主任医师，上海市医学会肾脏病专科分会青年委员。擅长高尿酸血症和痛风的综合防治；高血压个体化降压，尤其是肾脏病及透析相关难治性高血压；肾功能保护及肾衰竭防治。

51. 老年人尿路感染反复发作怎么办

对于反复发作的老年尿路感染患者，应考虑以下几个方面。

（1）了解是否以前所用的抗生素选择不正确或者疗程不够。老年人尿路感染的致病菌复杂，有时为2种以上细菌的混合感染，耐药菌多见。一般来说，若无尿培养证据，医生往往只是经验性使用一种常用的抗生素，但一种抗生素不可能对所有细菌都有效，或者虽有效但作用有限，这是导致治疗失败或停药后不久病症复发的常见原因之一。因此，反复发作尿路感染的老年患者，应做中段尿细菌培养检查。必须强调的是，应严格按照要求留中段尿标本，否则会导致假阳性或假阴性结果，反而误导诊治。

（2）辨别是不是特殊病原体（如衣原体、结核菌或真菌等）引起的感染：这些致病菌感染用一般的抗生素治疗是无效的，长期用抗生素反而增加真菌感染概率。

（3）了解是不是复杂性尿路感染：所谓复杂性尿路感染，指的是合并尿路形态或功能异常的尿路感染。复杂性尿路感染的治疗效果差，易反复发作。常见的复杂性尿路感染病因包括尿路梗阻（结石、肿瘤、前列腺增生、膀胱出口处梗阻）、神经源性膀胱、糖尿病或应用免疫抑制剂等。

（4）寻找有无尿路感染的其他易患因素：如雌激素严重缺乏、认知功能减退、二便失禁、便秘、严重痔疮、盆浴、留置导尿和侵入性操作以及液体摄入不足等。

（5）不同病因导致相同症状：老年人排尿不适、伴或不伴尿液中白细胞增多，除了由尿路感染所致以外，还可见于妇科（子宫、盆腔）感染、膀胱非感染性炎症、膀胱出口处梗阻和尿道综合征等，应注意仔细鉴别。

（6）其他预防措施：包括避免久坐、憋尿，多饮水，多排尿等。发作十分频繁的女性，可在医生指导下短期局部应用雌激素。对于反复发作者，可予长程抑菌疗法，但应严格掌握适应证，避免滥用抗生素。

（傅辰生）

52. 前列腺增生会变成前列腺癌吗

很多良性前列腺增生患者都关心自己的病将来会不会发展为前列腺癌。其实，前列腺增生和前列腺癌完全是两种截然不同的病变，目前科学研究还没有证据证明前列腺增生可以变成前列腺癌。虽然前列腺增生和前列腺癌都发生在前列腺，但两者发生的部位完全不同。把前列腺比作一个栗子，前列腺癌主要发生在栗子的壳，前列腺增生主要发生在里面的果实上，因此，不需要过分担心前列腺增生会变成前列腺癌。

对于前列腺增生，目前还没有什么有效预防的办法，但可以预防前列腺增生的一些并发症。前列腺增生患者平时应少饮酒、少吃辛辣刺激的食物，冬天要保暖、预防感冒，避免使用一些影响膀胱功能的药物。老年人在饮食上应多吃清淡、容易消化的食物，多吃水果蔬菜，保持大便通畅。

前列腺增生是一种良性的老年病，也可以认为是一种"长寿病"，在老年男性朋友中相当常见，只要根据具体病情进行正规的治疗，就能有效地控制病情。得了前列腺增生也无需过多担心，到正规医院的泌尿外科进行就诊，听取医生的建议，保持良好的心理状态，就不会"谈腺色变"。

（琚官群　王林辉）

—— 专家简介 ——

王林辉

王林辉，主任医师、教授，博士生导师，海军军医大学附属长征医院泌尿外科主任，肾癌专病诊疗中心负责人。中国医师协会男科医师分会副会长，中国医疗保健国际交流促进会泌尿生殖医学专业委员会常务委员，上海市医师协会泌尿外科医师分会副会长兼秘书，上海市医学会男科专科分会副主任委员。

53. 良性前列腺增生会出现哪些症状

前列腺增生可以引起很多症状，这些症状可以分为三大类。

（1）刺激性症状：刺激性症状包括尿频、尿急和急迫性尿失禁。尿频就是排尿次数增多，在刺激性症状中，尿频往往出现最早。在尿频的症状中，夜尿次数更能体现尿频的程度。因为夜间，一般人饮水比较少，而且人体的排尿神经中枢受外界影响较小。所谓夜尿次数是指晚上入睡后到第二天早晨醒来之前需要起床排尿的次数。正常情况下，夜尿次数为 0～1 次，而前列腺增生患者的夜尿次数明显增多，严重影响睡眠。夜尿次数的增多也是衡量前列腺增生严重程度的一个重要指标。尿急也是一种刺激性症状，即憋不住小便，一有尿意，立刻要排尿。如果稍微慢一点，尿液就会不自主地排出来，这就是另外一种刺激症状，称为急迫性尿失禁。

（2）梗阻症状：前列腺包绕着尿道，当前列腺增生时，增生的前列腺会向内挤压尿道，引起梗阻症状。前列腺增生患者经常出现这样一幕：急匆匆跑到厕所,但又不能马上解出小便,经常需要等待一段时间才能解出,这叫排尿等待;即使能解出也需要屏气,憋得脸通红,这叫排尿费力;尿线也变得非常细,尿得也不远,甚至会滴到脚上;中间有时还要断上几次,而且小便后总是淋漓不尽,这些情况被称作尿线变细、尿流中断、尿后滴沥等。梗阻症状给患者带来很大的痛苦,它的出现往往反映增生的前列腺已经在尿道部造成了梗阻,并且影响到了膀胱的排尿功能。这个时候需要尽快到医院进行就诊,避免延误治疗时机。

（3）并发症的症状:前列腺增生进展过程比较缓慢,如果放任病情的加重,最终可能出现并发症。最常见的就是血尿,血尿发生的机制是前列腺表面血管扩张充血,出现自发性破裂。血尿本身对身体影响不是很大,多数的血尿出血量并不大,常可以自行缓解。但是,血尿必须受到足够的重视。因为血尿背后可能隐藏了一些其他泌尿系统疾病,尤其是老年人的无痛性血尿,一定要到医院检查,排除肿瘤性疾病。

另外一种常见的并发症就是急性尿潴留,症状是小便排不出,肚子胀痛明显。随着前列腺增生的进展,小便长期无法排干净,随着时间的推移,膀胱内积存的尿液越来越多。如果不及时治疗,会引起肾积水,影响肾功能。前列腺增生的患者还会并发膀胱结石,即膀胱里面长了石头,有时候小便时尿液突然会停住,感觉有什么东西堵住了尿道。

（琚官群　王林辉）

54. 治疗前列腺增生的药物有哪些

药物治疗在前列腺增生治疗中占据非常重要的地位,目前常用的治疗前列腺增生药物大致有 3 类,即 $5-\alpha$ 还原酶抑制剂、$\alpha 1$ 受体阻滞剂和植物类药物。

（1）$5-\alpha$ 还原酶抑制剂:前列腺的生长和功能维持需要体内的雄激素,如果没有了雄激素,前列腺的生长也就停滞了。雄激素主要是睾丸产生的睾酮,如果把睾丸切掉,那么前列腺就会萎缩。能不能通过一种药物来干扰雄激素的作用呢? 科学家发现,$5-\alpha$ 还原酶抑制剂可以降低双氢睾酮的含量,抑制前列腺的生长,起到治疗前列腺增生的作用。目前临床上常用的 $5-\alpha$ 还原酶抑制剂主要包括进口的非那雄胺(保列治),和依立雄胺(爱普立特)等国产药物,长期口服这类药物可以明显改善排尿困难等症状,对于前列腺体积越大的患者,疗效越明显。少数患者服用 $5-\alpha$ 还原酶抑制剂后会出现阳痿或者性欲减退。

（2）$\alpha 1$ 受体阻滞剂:调控平滑肌肌张力的一种特殊物质被称为 $\alpha 1$ 受体。

前列腺增生时候，$\alpha 1$ 受体增多，而且处于高度紧张的状态，导致前列腺平滑肌收缩，压迫尿道，加重梗阻的症状。$\alpha 1$ 受体阻滞剂可以使得紧张状态的 $\alpha 1$ 受体得到放松，尿道的梗阻减轻，缓解刺激的症状。目前临床上常用的 $\alpha 1$ 受体阻滞剂比较多，如坦洛新(哈乐)、特拉唑嗪等，具有良好的治疗效果。$\alpha 1$ 受体阻滞剂主要的不良反应是出现体位性低血压，就是突然改变体位(由坐位变为站位或由卧位变为坐位)时会出现头晕目眩、血压下降的症状，但多数患者是可以耐受的。

(3) 植物类药物：植物类药物就是从植物中提取的一些成分，类似于我国的中草药。这类药物治疗前列腺增生的有效成分还没有经过严格的科学验证，但临床应用过程中也显示了一定的作用。这类药物的具体作用机制目前尚未完全清楚，但由于人们认为植物类药物的不良反应较少，接受程度比较高。

前列腺增生是一种慢性病，长期服药才是正规的治疗方法。治疗前列腺增生的药物很多，不同的患者对不同的药物反应并不相同，因此需要根据自己症状的改变定期复查，及时地调整治疗方案。

（琚官群　王林辉）

55. 哪些病会出现血尿

血尿，也就是尿中带血。其实，正常人的尿液中也含有极少量的红细胞，未经离心的尿液在显微镜下每个高倍视野可有红细胞 $0\sim2$ 个，如果超过这个数量，即为血尿。

有时候用眼睛就能看到小便呈红色或者深褐色，在马桶中观察可能更明显，这样的情况称为肉眼血尿。也有的小便里面的红细胞虽然比较多，但我们的眼睛是看不到的，需要借助显微镜来观察，因此称为镜下血尿。

血尿是泌尿系统肿瘤的主要危险信号，但是尿中带血不一定预示着肿瘤，还可能是其他疾病。例如，肾癌或者膀胱癌、同一部位的其他肿瘤(输尿管或者尿道肿瘤)、肾结石或者膀胱结石、尿路感染(膀胱炎和肾盂肾炎)、尿路损伤(通常和运动或者车祸有关，一般是肉眼血尿)、一些良性病(如前列腺增生)、一些良性但潜在严重危害的病变(如肾小球肾炎)。

尿中带血的患者，不管是肉眼血尿还是镜下血尿都应该给予足够的重视，需至医院就诊。很多患者认为休息或者自己服用一些药物后血尿有好转，就不用去医院看了，而到血尿严重的时候，可能已错过了早期的诊断和治疗时机。

（琚官群　王林辉）

56. 什么样的人容易得肾癌

　　很多人都会问：肾癌的病因是什么？很可惜，目前为止，绝大多数癌症的发病原因尚不明确，肾癌也是如此。世界各地的科学家及医生们都在积极探索答案，现已明确有些因素可以增加肾癌的发病风险，但是并非明确的发病原因。也就是说，具有以下这些危险因素的人患上肾癌的风险更大，而不是说一定会患上肾癌。①男性：男性患者人群是女性的2～3倍。②吸烟：可明显提高肾癌的发病率，吸烟量越大，开始吸烟年龄越小，得肾癌的风险越大。③重金属毒性：经常接触金属镉的人群发病风险更高，比如印刷从业人员、焦炭工人、石化工业工人等。④肥胖和高血压。⑤遗传因素。⑥肾脏(或全身多发)错构瘤病史：该病可能由VHL基因(抑癌基因)缺陷所致，是肾癌的重要危险因素之一。

　　如果有人有以上这些危险因素，也不要过度担心。应定期体检，加强肾癌筛查，如果能早期发现并诊断肾癌，肾癌的治疗效果还是很好的。

　　典型的肾癌患者多为散发性，通常没有恶性肿瘤的家族史，这样的患者占所有肾癌患者中的96%，他们一般只有孤立性的单个肿瘤，晚年发病，多见于50岁以上患者。与肾癌患者有血缘关系的亲属应该进行评估，因为他们患肾癌的风险可能会增高，需要定期到医院进行腹部超声和CT检查来评估是否有肾癌。这些积极的措施可以尽早做出诊断并挽救患者的生命。

　　如果肾癌患者的基因中有一个确定位点的基因突变，那么他的家庭成员应该考虑做基因检测，以了解是否携带了这个突变的基因，因为这可能是家族性肾癌的证据。一个肾脏肿瘤患者可能患家族性肾癌的主要表现有：家族内有家族性肾癌史；合并不明原因的肾功能衰竭，眼部有肿瘤，失明以及有脊髓或脑肿瘤；出现肾癌时年龄小于45岁；肾脏多病灶性病变(多个肾癌病灶)；患有与肾癌有关联的肾上腺肿瘤、胰腺肿瘤；多发皮赘、不明原因的气胸、肺囊肿、皮肤红斑等。在这些情况下，应该考虑家族性肾癌。对于这类患者的家族成员，建议应该积极到医院就诊进行筛查，防患于未然。

（琚官群　王林辉）

57. 老年人夜尿增多怎么办

　　夜尿是指夜间因尿意憋醒≥1次，排尿后又能很快入睡的症状。研究发现，只有 1 次夜尿,对患者的生活质量影响较小,2 次以上的夜尿更具备治疗的意义。

夜尿并不是老年人特有的,但夜尿的发生率和夜尿次数随着年龄的增长而增长。而夜尿是引起睡眠不足的最常见的原因。国外的一项研究发现:由于患者夜间觉醒次数增加,导致睡眠不足,不仅使其体力下降,而且增加其心理负担,影响工作积极性和生活质量。还有研究发现:夜尿≥3 次的老年人病死率显著高于夜尿<3 次的同龄老年人。

根据引起夜尿增多的原因不同,夜尿症可分以下 4 类:夜间膀胱容量减少型、夜间尿量增多型、多尿型和混合型,相关疾病很多。夜间膀胱容量减少型:前列腺增生、膀胱过度活动症、膀胱炎等;夜间尿量增多型:充血性心力衰竭、抗利尿激素分泌失调综合征等;多尿型:糖尿病、尿崩症等。

老年人夜尿增多该如何治疗呢？首先,应明确夜尿增多的类型;其次,明确引起夜尿增多的具体疾病,采取有针对性的治疗方法。例如,前列腺增生及膀胱过度活动症是引起老年男性夜尿增多的常见原因,可采用 α 受体阻滞剂治疗,如前列腺增大比较明显可联合应用 5 - α 还原酶抑制剂,必要时可用抗胆碱能药物。

（孙忠全）

— 专家简介 —

孙忠全

孙忠全,复旦大学附属华东医院泌尿外科副主任,主任医师,硕士研究生导师。擅长泌尿、生殖系统肿瘤早期诊断及综合治疗。

内|分|泌|代|谢|系|统

58. 老年糖尿病患者有什么特点

老年糖尿病患者是指年龄≥60 岁的糖尿病患者,包括 60 岁以前诊断和 60 岁以后诊断为糖尿病的患者。

随着人口老龄化加速、生活方式的改变和人均寿命的延长,老年人糖尿病患病率快速增加,但其发病率随年龄增加有所下降。我国老年糖尿病的流行情况,具有以下特点。

(1) 老年糖尿病患者绝大多数为 2 型糖尿病患者,由于异质性较大,患者的年龄、病程、基本健康状态、并发症、合并症及预期生存期均不同。

(2) 部分患者是 60 岁以前发生的糖尿病,这类患者常伴有明显的并发症。而新诊断的老年糖尿病多数起病缓慢,多无明显典型症状,往往在常规体检或因其他疾病检查时被发现。

(3) 随着年龄增加,老年糖尿病患者的听力、视力、认知能力、自我管理能力均下降,且对低血糖耐受性差,容易出现无症状低血糖。反复出现低血糖又会加重认知障碍或诱发心脑血管事件。

(4) 少数老年糖尿病患者有低体温、多汗、神经性恶病质和肌萎缩等特殊表现。

(5) 老年糖尿病患者常伴有潜在的多系统、多脏器疾病及肿瘤发生。

(拓西平)

—— 专家简介 ——

拓西平

拓西平,海军军医大学附属长海医院老年病科主任医师,教授。中华医学会老年医学分会副主任委员,上海市医学会老年医学专科分会候任主任委员。擅长老年心血管疾病、老年糖尿病微循环病变、老年性痴呆和老年血脂异常的临床诊断和治疗。

59.　老年人为什么会得糖尿病

在糖尿病患者中,老年人占有相当大的比例。老年人之所以容易得糖尿病,可能与以下原因有关。

(1) 环境因素:环境因素在老年糖尿病的发病中起着重要作用。老年人的生理特点是全身代谢低,能量需求量小。因此,当老年人进食过多或运动不足时易引起肥胖,加重胰岛素抵抗,导致血糖升高。久而久之,可造成 B 细胞对葡萄糖刺激的代偿功能减退,最终发生 2 型糖尿病。这是老年人易患糖尿病的重要原因之一。

(2) 年龄因素:研究显示,随着年龄的增长,老年人空腹和餐后 2 小时血糖水平均有不同程度上升,平均每增龄 10 岁,空腹血糖上升 0.05～0.112 毫摩/升,餐后 2 小时血糖上升 1.67～2.78 毫摩/升,老年人胰岛素释放较年轻人延缓。

(3) 药物因素:由于老年人可能同时患有多种慢性疾病,需服用多种药物,这些药物可能影响机体的糖代谢而诱发糖尿病,如糖皮质激素、噻嗪类利尿药和生长激素等。

(4) 心理因素:老年人因身体衰弱、经济来源减少和生活质量下降而产生心理压力,在糖尿病的发生与发展中也可能起一定作用。

可见,老年人得糖尿病的病因与年轻人是很类似的。老年人的身体功能本来就在逐渐退化,更应该保持健康的生活方式,远离烟酒,注意合理饮食。

(拓西平)

60.　怀疑糖尿病应做哪些检查

如果怀疑有糖尿病,可行下列检查明确诊断。

(1) 血糖:血糖升高是诊断糖尿病的主要依据,而血糖测定是判断糖尿病病情和控制情况的主要指标。血糖测定包括空腹血糖、餐后 2 小时血糖及口服葡萄糖耐量实验。血糖测定时多采用静脉抽血后应用葡萄糖氧化酶法。正常人空腹血糖为 3.9～6.1 毫摩/升。空腹血糖明显增高到一定标准时,不必进行其他检查,即可诊断为糖尿病。当血糖高于正常范围而又未达到诊断糖尿病标准时,需做口服葡萄糖耐量试验,这是目前公认的诊断糖尿病的金标准。

（2）尿糖：尿糖阳性提示有糖尿病可能，但不能确诊，因为尿糖还受许多其他因素的影响，有时与血糖并不完全一致。因此，尿糖仅作为参考指标。

（3）糖化血红蛋白（HbA1c）和糖化血清蛋白：HbA1c 是葡萄糖与血红蛋白非酶促反应结合的产物，反应不可逆，HbA1c 水平稳定，可反映取血前 2～3 个月的平均血糖水平，是判断血糖控制状态最有价值的指标。而糖化血清蛋白是血糖与血清白蛋白非酶促反应结合的产物，反映取血前 1～3 周的平均血糖水平。

（4）血清胰岛素和 C 肽水平：反映 B 细胞的储备功能。2 型糖尿病患者早期血清胰岛素正常或增高，随着病情的发展，胰岛功能逐渐减退，胰岛素分泌能力下降，血清胰岛素和 C 肽水平也可能降低。而 1 型糖尿病患者血胰岛素和 C 肽水平是较低的。胰岛素和 C 肽是等分子分泌进入血液的，对于注射胰岛素治疗的患者来说，测量 C 肽水平更有意义，因为它不受外源性胰岛素的影响。

（5）糖尿病相关抗体：谷氨酸脱羧酶抗体（GADA）、胰岛细胞抗体（I-CA）和胰岛素自身抗体（IAA）等，主要用于糖尿病的分型。正常人及 2 型糖尿病患者这 3 种抗体测定均为阴性，而 1 型糖尿病患者多呈阳性。其中，GADA 最有价值。

（6）血、尿酮体检测：尿酮体检查因准确性较差，只作为筛查试验。测定血中的酮体较可靠，如血酮体＞1 毫摩/升，提示高血酮。

（7）肝肾功能及血脂检测：糖尿病多有合并症或并发症，如脂肪肝、高血脂、糖尿病、肾病等，因此应检查肝肾功能及血脂。糖尿病患者的血脂控制应比一般人更加严格，因此不要看到化验单上的血脂在正常范围就认为正常的，应询问医生是否控制达标。

（拓西平）

61. 老年糖尿病可以预防吗

大多数老年糖尿病都是 2 型糖尿病，而 2 型糖尿病的自然病程经历了 5 个阶段：正常血糖水平、糖尿病前期、临床糖尿病期、糖尿病并发症，最终导致患者残疾甚至死亡。其中糖尿病前期又包括空腹血糖受损或糖耐量减低。

《中国 2 型糖尿病防治指南》明确了糖尿病三级预防的定义，旨在于 2 型糖尿病自然病程的不同阶段逆转或延缓病程。一级预防作用于空腹糖耐量受损或糖耐量异常阶段，旨在预防 2 型糖尿病发生。

美国糖尿病预防项目(DPP)研究发现，糖耐量减低人群采用生活方式干预和二甲双胍治疗可降低糖尿病发病风险。与对照组相比，二甲双胍组降低糖尿病发病风险的 31％，生活方式干预组降低 57％。我国大庆糖尿病预防研究随访 20 年发现，在中国糖耐量减低人群中，生活方式干预可长期降低糖尿病发生率。在 6 年干预期，干预组糖尿病风险下降 51％，20 年随访发现，干预组糖尿病风险下降 43％。

以上循证医学研究表明，在糖尿病前期给予生活方式及药物的干预治疗能明显减少糖尿病发生。

（拓西平）

62.　"糖尿病前期"是怎么回事

糖尿病前期是介于糖尿病和正常血糖之间的状态，被认为是糖尿病的必经阶段，是糖尿病的预警信号。具体来说就是餐后 2 小时血糖为 7.8～11.1 毫摩/升（即糖耐量低减），或空腹血糖为 6.1～7.0 毫摩/升（即空腹血糖受损）的状态。

这两种情况都是糖尿病前期，提示患者有胰岛素抵抗或胰岛细胞功能缺陷，并存在心血管疾病风险，需要及早通过饮食、运动等干预，使血糖恢复正常，否则，高血糖会进一步加剧胰岛素抵抗或胰岛细胞功能缺陷，使糖代谢异常加重，最终可能发展成真正的糖尿病。

因此，对糖尿病前期的患者及早干预是预防或延缓 2 型糖尿病与心血管疾病发生的重要措施。首先可通过生活方式干预：控制饮食，适当运动。如果经过半年以上时间的生活方式干预，未能达标而仍处于糖尿病前期，可加用药物干预。

对老年糖尿病前期者，应考虑老年人的具体健康状况，可采用非强化的、更适合于老年人的生活方式。对无药物禁忌者，亦可采用药物干预。

（拓西平）

63.　糖尿病能不能根治

从目前的医学发展水平来说，糖尿病的发病原因还不是很清楚，尚无完全根治糖尿病的方法。但是不能根治不等于不能控制，可以通过多种治疗手段把糖尿病控制好，特别是早期发现、早期治疗，能明显减少患者的慢性并发症发生和发展。早期患者可以通过修复胰岛细胞综合疗法，达到不打针、不吃药就能控制血糖的效果，经合理的饮食、运动就可以和正常人一样，但暂不能说糖尿病完全治愈了。

（拓西平）

64. 糖尿病有哪些慢性并发症

糖尿病慢性并发症是糖尿病患者致死、致残的主要原因，主要包括以下几种。

（1）大血管病变：糖尿病的大血管病变主要侵犯主动脉、冠状动脉、脑动脉和肢体外周动脉，引起冠心病、脑卒中、肢体动脉硬化等，其病理基础是动脉粥样硬化。糖尿病患者并发冠心病时应注意无痛性心梗发生。脑卒中以脑动脉粥样硬化所致缺血性脑病最为常见，如短暂性脑缺血发作、腔隙性脑梗死、多发性脑梗死、脑血栓形成等。肢体动脉硬化常以下肢动脉病变为主，表现为下肢疼痛、感觉异常和间歇性跛行。

（2）微血管病变：糖尿病微血管病变指糖尿病肾病、糖尿病视网膜病和糖尿病神经病变。糖尿病肾病最主要特点是微量白蛋白尿的出现。临床常测定晨尿或随机尿白蛋白/尿肌酐比值（ACR）来判定。糖尿病视网膜病可通过眼底检查，如发现微血管瘤和点状出血、静脉串珠样改变、视网膜内微血管异常、视网膜新生血管形成即可诊断。糖尿病神经病变以周围神经最常见，表现为四肢远端感觉异常、麻木，晚期可有烧灼、针刺样疼痛，出现静息痛或夜间痛。

（3）糖尿病足：糖尿病足是指因糖尿病所导致的足部疼痛、溃疡及坏疽等病变，是糖尿病下肢血管病变、神经病变和感染共同作用的结果。患者常有肢端发冷、皮温下降、行走一段距离因疼痛而跛行。足部皮肤破损出现感染时，可出现溃疡、坏疽和坏死，严重者需截肢。

（4）糖尿病与感染：糖尿病患者由于机体免疫功能低下，特别是血糖控制较差、长期卧床、患有各种慢性疾病或伴并发症的患者更易合并各种严重感染。糖尿病并发感染可形成恶性循环，即感染导致难以控制的高血糖，而高血糖进一步加重感染。糖尿病患者常见感染有肺部感染、泌尿系统感染、胆道感染、皮肤及软组织感染、结核病、口腔感染和外耳炎等。

（拓西平）

65. 糖尿病患者为何容易出现心梗、脑卒中

心血管病变是糖尿病患者致残、致死的主要原因。糖尿病人群的心血管病变年发病率比非糖尿病人群高 2～3 倍、死亡率明显高于非糖尿病患者。美国国家胆固醇教育计划成人治疗组第 3 次报告指出,既往无心肌梗死的糖尿病患者 10 年内发生心血管事件的风险与既往患心肌梗死的非糖尿病患者相似,故认为糖尿病是冠心病的等危症。2 型糖尿病是冠心病的独立危险因素。糖尿病血管内皮功能障碍与损伤,导致动脉粥样硬化提早发生,是冠心病事件及死亡增加的重要原因。血管内皮功能障碍与损伤、动脉粥样硬化的发生基础是糖尿病胰岛素抵抗及其相伴的多种危险因素,如肥胖、高血压、高血糖、高低密度脂蛋白胆固醇血症、高三酰甘油血症、低高密度脂蛋白胆固醇血症、纤溶酶原激活物抑制剂-1 升高、高同型半胱氨酸血症,以及吸烟等。这些都可能促进糖尿病心血管病变发生。

我国糖尿病患者脑卒中的发病率较西方国家略高,其中 45～74 岁糖尿病患者脑梗死发生率较非糖尿病患者,男性高 2.5 倍、女性高 3.7 倍。而且,糖尿病患者各年龄段缺血性脑卒中的发生率均高于非糖尿病患者。

糖尿病患者发生脑血管病的危险因素包括高血糖、高血压、血脂异常、血液流变学异常、吸烟以及慢性炎症等。其中高血压尤为重要,为糖尿病缺血性脑病的独立危险因素。老年人心肌梗死亦为脑卒中的危险因素。

（拓西平）

66. 视网膜为何容易受到糖尿病危害

糖尿病视网膜病变是糖尿病患者失明的主要原因,视网膜是人体最容易受到糖尿病危害的组织之一,主要是视网膜微血管的特殊结构决定的。视网膜毛细血管是有收缩功能的周细胞,周细胞最容易受高血糖的影响发生脱落或凋亡,周细胞数量减少易导致微血管瘤的发生,这是典型的糖尿病视网膜病变。

糖尿病的视网膜病变患病率随患病时间和年龄的增长而上升。99％的 1 型糖尿病和 60％的 2 型糖尿病,病程在 20 年以上者,几乎都有不同程度的视网膜病变。病程是糖尿病视网膜病变很重要的危险因素,除长期高血糖以外,还有以

下影响因素：高血压、血脂异常、肾脏病、心血管疾病等。眼底检查可发现微血管瘤和点状出血、静脉串珠样改变、视网膜内微血管异常、视网膜新生血管形成等。当怀疑有临床意义的黄斑水肿，需行荧光造影，明确黄斑部位的病变性质和程度。因此糖尿病患者应定期行眼底检查。早期发现糖尿病视网膜病变的一项重要意义在于及时行激光凝固治疗，可以防止失明。

（拓西平）

67. 糖尿病足的临床表现是什么

糖尿病足病是指因糖尿病所导致的足部疼痛、溃疡及坏疽等病变，是糖尿病下肢血管病变、神经病变和感染共同作用的结果。成年人中 40％的足和下肢截肢为糖尿病所致。国外有资料显示，糖尿病男性与女性截肢率要比同性别的非糖尿病人群分别高 10.3 倍和 13.8 倍。

糖尿病足病主要有以下临床表现。

（1）足部表现：肢端刺痛、灼痛、麻木、感觉迟钝或丧失，呈袜套样改变、槌状趾、鸡爪趾等足部畸形，形成沙尔科关节等。

（2）缺血的表现：常见有肌肉萎缩，皮肤干燥、弹性差，皮温下降，色素沉着，肢端动脉搏动减弱或消失等症状。有严重下肢动脉病变的患者可出现间歇性跛行。

（3）足部溃疡：足底溃疡约占足部溃疡的 50％。通过合适的治疗措施，多数糖尿病足溃疡可在一年内愈合，但复发率较高。

此外，糖尿病患者还经常出现足癣或灰趾甲。

（拓西平）

68. 如何预防老年糖尿病足

糖尿病足一旦发生，很难治愈。因此，应以预防为主。糖尿病患者应该加强足的护理，具体的预防、护理措施有：①不要赤足行走，以免足部皮肤受损。②洗脚前先由家属试试水温，以避免水温高而引起足部烫伤。洗脚后应该用毛巾将趾间擦干。糖尿病神经病变在足部表现得更严重，许多患者足部的感觉减退，而手的感觉则是正常的。③穿着干净舒适的棉袜，袜子太紧会影响足部血液循环。④鞋子宜宽大、透气。穿鞋前应看看鞋子里有无异物。鞋跟不可过高。

⑤剪足趾甲时应该平剪,不可为了剪趾甲而损伤甲沟皮肤,甚至引起甲沟炎。足部皮肤干燥时,可以用油脂润肤。⑥足底如有胼胝(过度角化组织),应请专业人员修剪。不妨定期用镜子看看足底有否胼胝、皮肤破溃等。就医时,提醒医生检查一下脚。⑦戒烟。吸烟可以引起血管收缩,吸烟严重者容易有周围血管病变。

国外的经验证明,有效的预防措施可以使一半的患者不发生足溃疡或截肢。这种预防的关键是尽早识别出有糖尿病足高度危险因素的患者,预防糖尿病足溃疡、合理地治疗足溃疡并防止溃疡复发。对有糖尿病足溃疡危险因素的患者,加强糖尿病知识教育和定期筛查是保证这些预防措施行之有效的前提。

(拓西平)

69. 老年糖尿病患者为什么容易发生低血糖

老年糖尿病容易发生低血糖的原因是多方面的,主要包括以下几点。

(1) 老年人的升血糖激素(肾上腺素、胰高血糖素、生长激素和糖皮质激素)释放减少,对血糖的调节能力减退。一旦因药物及其他因素引起低血糖反应,不能及时产生升血糖反应。

(2) 老年人肾小球滤过能力逐年下降,对药物和胰岛素的清除减慢,导致药物和胰岛素的蓄积,使得药物作用持续时间延长,引起低血糖的风险相应增加。

(3) 老年人肝脏调节血糖的功能减退、肝脏糖异生功能减退,肝糖原生成及储存量少,一旦发生血糖偏低则难以代偿、快速纠正。

(4) 老年人往往并存多种疾病,其症状与体征相互影响。老年糖尿病患者进食量易受到影响,而且老年人低血糖症状往往不明显,因此容易漏诊、误诊。

(5) 老年人合并用药多,药物的相互影响亦可成为低血糖的重要诱因之一。

(6) 老年人记忆力减退,有重复服药的情况;部分老年人由于视力降低、肢体的灵巧度降低,而且有程度不同的感觉受损,抽吸和注射胰岛素的剂量和准确性相对较差,因此,易出现低血糖。

(拓西平)

70. 老年糖尿病低血糖的特点有哪些

老年糖尿病不但容易发生低血糖,还有以下特点。

(1) 低血糖症状不明显。老年糖尿病由于其病程较长,多伴有糖尿病神经病变,自主神经功能低下、交感神经系统活性不能很好地被低血糖兴奋,易出现无感知的低血糖。

（2）对低血糖的耐受性更差。老年糖尿病常伴高胆固醇血症、高血压、动脉硬化等疾病,出现无感知的低血糖后,若不及时处理,血糖将持续降低。严重时,脑细胞代谢严重缺乏能量,即可产生大量酸性代谢产物诱发脑血管痉挛,出现低血糖脑病。

（3）容易发生严重低血糖。老年糖尿病患者因为患病时间过长,对各类症状产生的反应不够明显,不能及时感知低血糖;老年人的升血糖激素释放减少,对血糖的调节能力减退,不能及时对低血糖产生升血糖反应,使得低血糖较为严重而且持久;老年糖尿病患者肝肾功能减退,一方面肝糖原生成及储存量少,发生低血糖难以快速纠正,使低血糖程度加重,发展为严重低血糖;另一方面药物和胰岛素的蓄积,使得药物作用持续时间延长,引起严重低血糖的风险相应增加。

（拓西平）

71. 糖尿病患者如何预防发生低血糖

应始终根据老年人的身体功能状况、预期寿命、认知功能设定合理的降糖目标。对于有晚期糖尿病并发症、威胁生命的合并病症、重大认知或功能损伤的患者,合理做法是设定较为宽松的血糖控制目标。这些患者从降低微血管病变并发症风险中受益的可能性较低,更有可能出现低血糖引起的严重不良反应。此外,应注意以下预防措施。

（1）规律进食、运动,按医嘱合理使用降糖药物及胰岛素等。提倡家中自我血糖监测,及时发现低血糖。

（2）一般不在空腹时运动,尽可能在饭后 1～2 小时运动,这时血糖较高,因而不易发生低血糖。

（3）胰岛素注射部位尽量不选择大腿等部位,因运动时剧烈活动的部位血流量会增大,胰岛素吸收加快,导致降糖作用在短时间内增强。

（4）如果要进行中等强度以上的运动且持续时间长,可适当减少运动前的胰岛素或口服降糖药的剂量,也可在运动前及运动期间适当加餐。

（5）有条件的话,可在运动前后用血糖仪各测一次血糖,以便了解哪种运动形式、多大的运动量可降低血糖及降糖程度。

（6）如果出现饥饿、心慌、出冷汗、头晕及四肢无力等低血糖症状，应立即停止运动，并服下随身携带的食物。轻度低血糖一般 10 分钟左右症状即可缓解。若未能缓解，应再进食，并立即由他人送往医院。

应用胰岛素治疗的患者，如胰岛素剂量过大，会导致低血糖。运动疗法是糖尿病患者的基本治疗方法之一，适度而有规律的运动可增强胰岛素的降糖作用。若运动量过大、时间较长，尤其在空腹状态下运动，易导致低血糖发作。恶心、呕吐、腹泻、进食过少或禁食时，若胰岛素的注射剂量未相应减少或停用，也会出现低血糖反应。

特别提醒

糖尿病患者若发生低血糖反应，病情较轻，患者神志清晰，仍能吞咽，应立即进食甜食、含糖饮料、水果、糕点、饼干等。或将 2～3 汤匙的蔗糖放入一杯水中，搅拌后喝下，可纠正低血糖。若患者病情严重、出现低血糖昏迷而不能进食，不要喂患者任何食物或饮料，以防误入气管引起窒息或呼吸道感染，应让患者侧卧，立即送医院抢救。

（拓西平）

72. 老年糖尿病患者应定期监测哪些指标

老年糖尿病患者应定期做以下检查：①血压、脉搏、体重及腰臀围，应至少每周测定一次；②尿常规，其中尤其应注意尿糖、尿蛋白、尿酮体的情况，应至少每个月检查一次；③血糖，应每周检查一次，一般选择不同时间如空腹、早餐后 2 小时等，若用胰岛素治疗或病情不稳定需调整剂量时，监测次数需更多，如一天 7 次，三餐前、三餐后 2 小时及睡前等；④糖化血红蛋白，每 3 个月检查一次，稳定时每半年查一次；⑤尿微量白蛋白，每半年至一年检查一次；⑥眼部情况（应包括眼底检查），每半年至一年检查一次；⑦肝功能、肾功能、血脂，每半年检查一次。

患者可将上述检查结果做记录，并注明检查日期，同时记录下自觉症状、每餐的进食量和能量、工作活动情况、有无低血糖反应的发生。这些都会为医生制订进一步的治疗方案提供重要的参考资料。

（拓西平）

73. 老年人血糖控制在多少范围比较合适

　　应始终根据老年人的功能状况、预期寿命以及认知功能制订个体化的糖化血红蛋白（HbA1c）、空腹血糖和餐后 2 小时血糖控制目标。合理做法是设定较为宽松的血糖控制目标。《中国老年糖尿病诊疗措施专家共识（2013）》老年糖尿病血糖控制目标为：①预期生存期＞10 年、较轻并发症及伴发疾病，有一定低血糖风险，应用胰岛素促泌剂类降糖药物或以胰岛素治疗为主的糖尿病患者，HbA1c、空腹血糖和餐后 2 小时血糖控制目标分别为＜7.5％、＜7.5 毫摩/升、＜10.0 毫摩/升。②预期生存期＞5 年、中等程度并发症及伴发疾病，有低血糖风险，应用胰岛素促泌剂类降糖药物或以多次胰岛素注射治疗为主的老年糖尿病患者，HbA1c、空腹血糖和餐后 2 小时血糖控制目标分别为＜8％、＜8 毫摩/升、＜11.1 毫摩/升。③预期寿命＜5 年、完全丧失自我管理能力的老年糖尿病患者，尚需避免严重高血糖（＞16.7 毫摩/升）引发的糖尿病急性并发症和难治性感染等情况发生，HbA1c 控制目标为＜8.5％。

（拓西平）

74. 糖尿病饮食控制要点与常见误区有哪些

　　糖尿病饮食控制要点有两点：①减少总能量，尤其对超重或肥胖的患者，应该只吃到七八分饱为止。②减少饱和脂肪的摄入，即动物油，应占总能量的 7％以下。

　　糖尿病患者饮食原则为低脂肪、高蛋白、高纤维。糖尿病患者的饮食管理非常重要，在这里提醒大家 3 个方面。

　　（1）淀粉：每天要吃主食 200～300 克。米粥、藕粉、羹类食物不要吃。另外含有淀粉的食物如土豆、芋头、山芋、南瓜，还有菱、藕、板栗、百合、蚕豆、粉皮、粉丝等要少吃。如果一定要吃，就要相应减少吃饭。比如要吃南瓜，那就必须两碗南瓜调换一碗米饭，即如果吃了两碗南瓜，米饭就不要吃了。

　　（2）水果：水果里纤维素多，但绝对不可以多吃。多吃水果就等于多吃了糖分，任何水果都不能治疗糖尿病。有的患者不吃饭只吃水果，糖尿病怎么会好？

　　（3）蛋白质：糖尿病患者，特别是糖尿病肾病的患者，要减少蛋白质的摄入量，约每天 0.8 克/千克体重。应注意摄入一些优质蛋白质，如牛奶、鸡蛋、瘦肉等。豆制品要少吃或不吃，因为豆制品(包括豆浆)是劣质蛋白，不适合糖尿病患者，尤其是糖尿病肾病患者。

此外要少吃脂肪，尤其是不吃饱和脂肪，如动物油。

（拓西平）

75. 老年糖尿病用药有哪些注意事项

老年糖尿病有其相对独特的特点，在药物治疗方面，也应遵循其内在规律，才能提高疗效，减少药物不良反应，提高老年糖尿病患者的生活质量。

(1) 严防发生低血糖。老年糖尿病患者由于肝肾功能减退，更容易发生低血糖，发生后恢复也慢，有时需数天，甚至一周。常发生在下列情况：①单用磺脲类药物，特别是格列本脲。个别老年糖尿病患者，仅服数片上述药物，即发生低血糖。②合用 2～3 种作用机制不同的口服降糖药，且剂量过大。③注射胰岛素后不进餐，或立即外出运动。④晚间睡前注射胰岛素剂量过大。⑤注射胰岛素同时加服降糖药。

(2) 糖耐量减退阶段(IGT)也可用药。IGT 即空腹血糖正常，餐后 2 小时血糖在 7.8～11.1 毫摩/升。现被认为是糖尿病前期，该阶段已存在血管损伤，应积极防治。除饮食和运动疗法外，疗效不佳时可服用二甲双胍、阿卡波糖等药物，预防 IGT 向糖尿病转化。

(3) 应该早用胰岛素。"英国前瞻性糖尿病研究"证实，诊断为糖尿病时，机体 B 细胞功能已减少一半，随着病情的进一步发展，B 细胞功能越来越差。病程长的老年糖尿病患者，B 细胞分泌功能往往较差，故有相当一部分老年糖尿病患者必须注射胰岛素才能控制血糖。如果尽早应用胰岛素，血糖能较早得到控制，高血糖对 B 细胞的危害也能尽早防治，从而减少或延缓并发症的发生。

(4) 控制餐后高血糖。有相当一部分老年糖尿病患者，空腹血糖正常，但餐后血糖升高，而餐后血糖高低与心血管并发症呈正相关。此外，餐后高血糖的时段从早餐后一直延续到午夜，比空腹血糖时段要长得多，因此在控制空腹血糖的同时，必须积极控制餐后高血糖。

(5) 慎用保健品。有一些老年糖尿病患者迷恋市场上名目繁多的保健品。听到或看到媒体宣传后，认为服用保健品就可以不吃降糖药，结果越吃保健品，血糖越高。有的干脆停用胰岛素或口服降糖药，结果发生糖尿病酮症酸中毒、高血糖高渗状态等急性并发症。要知道保健品是食品，绝对不能代替药品，只能是辅助治疗。

（6）控制多重危险因素。老年糖尿病患者常合并高血压、高血脂及肥胖等症状，即老年糖尿病患者患代谢综合征多。在控制血糖的同时，必须纠正高血压、高脂血症及肥胖，控制多种心血管危险因素，才能把心血管并发症及心血管死亡事件减少到最低。

（7）积极治疗并发症。老年糖尿病患者常伴有各种糖尿病急、慢性并发症，如脑血管病、白内障、视网膜出血、冠心病、高血压、糖尿病肾病、周围神经病变、糖尿病足、下肢跛行、性功能减退等，给老年糖尿病患者带来极大的痛苦。因此，必须积极治疗，防止进一步恶化，提高生活质量。

（拓西平）

76. 糖尿病什么时候需用胰岛素治疗

老年糖尿病发生下列情况时，必须接受胰岛素治疗。

（1）发生糖尿病急性并发症时：糖尿病酮症酸中毒或反复出现酮症、糖尿病高血糖高渗状态、糖尿病乳酸性酸中毒时。

（2）糖尿病视网膜病变发展至增生期，血糖水平较高。

（3）糖尿病肾脏病变。

（4）糖尿病神经病变导致严重腹泻、吸收不良综合征等。

（5）糖尿病合并严重感染、创伤、大手术、急性心肌梗死及脑血管意外等应激状态。

（6）肝功能及肾功能不全。

（7）妊娠期及哺乳期。

（8）口服磺脲类降糖药继发失效。

（9）患者同时患有需用肾上腺皮质激素或垂体前叶激素治疗的疾病，如系统性红斑狼疮、类风湿关节炎、哮喘及垂体前叶功能减低等。

（10）显著消瘦。

（拓西平）

77. 肥胖者为什么容易得糖尿病

肥胖是发生 2 型糖尿病的重要危险因素之一。在长期肥胖的人群中，糖尿病的患病率明显增加，而且肥胖的时间越长，患糖尿病的机会就越大。为什么呢？因为它们有共同的发病机制，那就是胰岛素抵抗。通俗地说，胰岛素抵抗就是胰岛素作用的一些器官(主要是肝脏、肌肉和脂肪)对胰岛素不敏感了，发挥不了应有的降糖作用。

早期肥胖者的胰岛素分泌虽然还算正常，但是由于胰岛素抵抗的存在，胰岛素的降糖效率大大下降。为了克服这种抵抗，维持正常的糖代谢，胰腺就会大量地分泌胰岛素，从而使肥胖者血液中的胰岛素浓度大大增加，这就是所谓的"高胰岛素血症"。但随后可能因为长期过度地工作，胰腺分泌胰岛素的功能逐渐衰竭，胰岛素的生产渐渐不能把血糖维持在正常范围，于是出现了糖尿病。

因此，肥胖是很容易造成糖尿病的。有效的减肥可以减轻胰岛素抵抗，预防糖尿病的发生，并且能明显改善糖尿病患者的血糖控制。

（拓西平）

78. 老年肥胖糖尿病患者如何适当减肥

对于体形较胖的老年糖尿病患者来说，健康减肥是非常重要的。那么如何做到健康减肥呢？

(1) 以治疗疾病为主：减肥是为了更好地治疗疾病，因此在减肥的过程中要以治疗疾病为主，不要本末倒置。

(2) 充足的心理准备：减肥是一个长期的过程，不能急于求成，要循序渐进。以 1～3 个月减重 1～2 千克为宜。不能感到饥饿或者疲劳。

(3) 饮食：要在营养师的指导下合理地搭配饮食，不能偏食，也不能采用快速减肥法。高蛋白质饮食能产生更大的脂肪消耗，特别是内脏脂肪，并能优化肌肉蛋白合成、防止肌无力摔倒、增加饱腹感，达到控制食欲，减轻体重，减低慢性代谢性疾病危害的目标，并能提供大量的必要营养元素。

(4) 运动：对于体形较胖的老人来说，在减肥的开始应以散步为主，等身体适应后，再慢慢加快步伐，随后再寻找其他适合自身条件的减肥方法，但是要注意运动量不能太大。

(5) 钙质的摄入要充足：随着人们年龄的增加，体内的钙质会慢慢减少，过了 40 岁，人体一旦缺钙，骨质变脆，一点小的碰撞都有可能会造成危险。因此如何补钙是许多中老年人都面临的问题，要多吃一些钙质含量丰富的食物，必要时可口服钙片或活性钙。

(6) 选择不增加体重的药物：在进行药物治疗的时候，要注意选择不造成体重增加的药物。

以上就是老年肥胖糖尿病患者如何健康减肥的方法介绍。所有的方法都在于持之以恒，只要做到这一点，就能够控制住体重，保证身体健康。

（拓西平）

79. 老年糖尿病患者运动需要注意什么

糖尿病患者的运动，要注重采取低冲击力的有氧运动。其中最简单也最适合老年糖尿病患者的运动项目就是散步。以一位 60 千克体重的人来说，散步 1 小时便可以消耗掉能量 200 千卡（约 836 千焦）。散步时，还可搭配其他类型的运动，以增添情趣和效果。

除散步之外，还可以利用许多机会开展运动。例如下楼时尽量步行，减少乘电梯的次数；外出时不妨提前 1～2 站下车步行；看电视时，也可一边看一边甩手，既享乐又健身。

其他较适合的温和运动还有太极拳、柔软体操、气功等。

老年糖尿病患者应避免在太热和太冷的天气运动，外出运动应携带识别卡，让别人知道是糖尿病患者。此外，运动前，最好先进行 5～10 分钟的热身运动，然后再进入主要运动，这样较为安全。主要运动后，再做 5～10 分钟的缓和运动，如此更能达到完全运动的目的。

当老年糖尿病患者出现增生型糖尿病视网膜病变、肾脏病变、神经病变、缺血性心脏病、严重高血压时，更应避免跑步、球类、跳跃、有氧舞蹈等高冲击力的剧烈运动，以免病情恶化。

老年糖尿病患者运动前，必须要有充分的准备，随身携带饮料、食品，以备不时之需。运动时则要注意低血糖的防范及足部的保护，要养成每天睡前及运动后检查双脚的习惯，看看足下有无受伤、破皮或长水疱的现象。为了避免低血糖，尽量不要空腹或餐前运动，一般在餐后 1～2 小时后运动较佳。使用胰岛素治疗者，宜避免在胰岛素作用巅峰时段运动。运动前后及运动期间不要喝酒，否则有可能导致低血糖。

万一在运动期间出现低血糖现象，应立即停止运动，补充糖分或食物。此外，老年糖尿病患者切勿单独运动，最好与伙伴一起运动，以便于应付可能发生的低血糖等紧急状况。

（拓西平）

80. 老年人患甲亢会有哪些特别表现

随着老龄化社会的到来，老年人罹患甲亢(甲状腺功能亢进)的也越来越多。老年人甲状腺功能亢进中很大一部分表现不典型，有的患者以难治性心房颤动或心力衰竭为表现，有的以淡漠、抑郁甚至昏迷为表现，因此很容易漏诊或使得诊断延迟。有的老年甲状腺功能亢进患者来就诊时已经非常消瘦，体质很差，这在中青年患者当中是不多见的。

很多老年甲状腺功能亢进以单一系统的表现起病，包括神经系统、心血管系统和消化系统等。心血管系统的症状往往是老年甲状腺功能亢进的突出表现，可能出现呼吸困难、水肿等心功能不全的表现，也可能出现不明原因的心房颤动、心绞痛等，这都是因为甲状腺功能亢进大大加重了心脏负担所致。消化系统方面，老年甲状腺功能亢进患者常出现厌食、食欲减退的现象，这是因为老年人胃肠道蠕动减慢，甚至可能出现便秘。另外，老年甲状腺功能亢进患者多合并其他系统疾病，可能会相互影响，加重病情。

为什么有的老人神情淡漠、反应迟钝也会是甲亢的表现?

提到甲亢，大家的印象肯定是患者有怕热、出汗多、情绪易激动、精神紧张，焦躁易怒等情况。但是少数老年甲亢患者表现非常特别，会出现神情淡漠、反应迟钝现象，可有手、眼睑和舌震颤。淡漠型甲状腺功能亢进是甲亢的一种特殊类型，常见于老年甲亢患者。患者没有多食易饥、怕热多汗、情绪易激惹等表现，起病隐匿，出现乏力、精神抑郁、淡漠、食欲不振、消瘦等情况。许多患者会出现心脏病的症状，主要表现为心脏扩大、心功能衰竭，很容易被误认为是老年性痴呆或者抑郁症等情况，无法得到及时治疗。因此，如果有老年患者出现这种情况，就要警惕有没有甲状腺功能亢进的可能，只要抽血检验甲状腺激素水平，就能做出初步判断，给予甲状腺功能亢进的对症治疗，病情可以得到很大程度的缓解。但是在实际的临床工作中，许多老年甲状腺功能亢进患者因为严重消瘦，常被医师和家人怀疑是否得了肿瘤，或因情绪抑郁、性情改变被怀疑是否得了抑郁症或老年性痴呆，或因为有心慌、胸闷、气急等症状被当作有严重的心脏病。

（拓西平）

81. 得了甲亢该如何治疗

老年人得了甲亢，即甲状腺功能亢进，关键要明确甲亢的病因，然后根据病因选择不同的治疗方案。甲亢的治疗方法主要包括以抗甲状腺药物为主的内科治疗、放射性碘治疗和外科手术治疗,各有其优缺点。应该根据患者的年龄、性别、病情轻重、病程长短、有无并发症和合并症,以及患者的意愿、经济水平,医生的经验和当地的医疗条件等多方面的因素综合考虑。

目前,抗甲状腺药物应用广泛,但是治愈率较低。因为许多老年甲状腺功能亢进是多结节性甲状腺肿和高功能甲状腺腺瘤所致,因此常用放射性碘治疗。放射性碘-131(^{131}I)治疗对老年人来说是比较安全、简便、有效的治疗方法,必要时还可以重复治疗。为了避免发生甲状腺危象,通常在治疗前给予患者抗甲状腺药物控制甲状腺功能亢进,待病情比较平稳后停药1周,再予放射性碘-131治疗。老年甲状腺功能亢进也可给予抗甲状腺药物治疗,通常老年人的剂量比成人略少。手术治疗适用于大结节性甲状腺肿所引起的压迫症状及怀疑结节有癌变者,否则不宜手术治疗。

(拓西平)

82. 为什么老年人甲状腺功能减退比较常见

甲减,即甲状腺功能减退,其患病率随着年龄增长而升高,女性高于男性。其原因大致可分为以下几点。

(1)生理因素:随着年龄的增长,甲状腺、垂体等腺体萎缩,功能下降。正常情况下,当甲状腺合成和释放甲状腺激素少于机体的需求时,甲状腺的"上级"——垂体应该分泌足够的促甲状腺激素促使甲状腺"开足马力"工作,可此时因为垂体的功能衰退,不足以产生足够的促甲状腺素来代偿甲状腺本身功能下降,于是就出现了甲减。此外,老年人食欲下降、消化吸收能力减弱,能量摄入减少,使甲状腺素合成的原料不足,导致甲状腺激素合成不足。

(2)疾病因素:首先,老年人群中既往甲状腺疾病如甲状腺部分切除术、甲亢放射性碘-131治疗以及颈部放疗史等的比例较年轻人高,因此甲减的患病率增高。其次,随着年龄的增长,身体的免疫监视系统老化,不能很好地鉴别自身和外源性抗体,因此产生了多种针对自身细胞组织包括甲状腺的抗体,增加自身免疫性甲状腺炎的发生。再次,由于老年人常罹患各种慢性疾病,包括糖尿病、慢性肝病、肾病等,可影响甲状腺合成激素以及其在外周组织的代谢。

(3)药物因素:老年人由于某些慢性病,需长期应用某些可能影响甲状腺功能的药物(如糖皮质激素、胺碘酮等)。

(拓西平)

83. 得了甲状腺功能减退该如何治疗

甲减在诊断上较为困难,易被忽略。老年患者因症状极不典型而尤其如此,而其治疗则相对简单。一旦诊断明确,只要听从医生建议,坚持治疗,则大多数患者很快能够恢复。治疗包括以下几个方面。

(1) 一般治疗:合理膳食,适当运动,注意保暖;减少摄入某些食物(甘蓝、萝卜、卷心菜等)、药物(如锂制剂、胺碘酮、碘剂等);合理摄入碘。

(2) 替代治疗:主要是左甲状腺素。治疗目标是将促甲状腺素,总甲状腺素和游离甲状腺素控制在正常范围内。原则为缺多少补多少,小剂量开始,长期坚持,定期随访,治疗个体化。老年患者或有心血管疾病的患者治疗起始量要更小一些,多以 1/4 片开始,剂量调整的频率更慢一些,每 3～4 周增加一次剂量,每次增加 1/4～1/2 片。用药后应密切观察患者是否有心率加快、心律不齐、血压改变,并定期监测甲状腺激素水平,必要时暂缓加量或减少用量。一般服药时间以早餐前 1 小时或者睡前(晚餐后 4 小时)用水送服。

(3) 病因治疗:有病因者应进行病因治疗。如缺碘者给予补碘,高碘化物引起者应停用碘化物;药物导致者停用或减量相关药物如锂盐等;下丘脑或垂体有肿瘤的患者,可行肿瘤切除术;亚急性、无痛性甲状腺炎及一过性甲状腺功能减退者,随原发病治愈,甲状腺功能可恢复正常。

(拓西平)

84. 老年人甲状腺结节一定是肿瘤吗

甲状腺结节的病因和类型比较复杂。国内报告称,老年人甲状腺结节类型以甲状腺腺瘤为最多见,其次为结节性甲状腺肿。大部分类型病因不明,少部分与甲状腺自身免疫有关,部分患者可能与遗传有关。而结节性甲状腺肿,尤其是多发结节,其伴发腺瘤的比例较高。结节多为良性,恶性结节(也就是通常所说的甲状腺癌)仅占 5%～10%。

甲状腺结节的发生率随年龄的增长而增加,绝大多数的老年甲状腺结节患者没有症状,仅在体检时发现;且以微小结节和多发结节为多见,对甲状腺功能无明显影响。长期随访后发现结节增长缓慢,但较小的结节增长快于较大的结节。因此对于老年甲状腺结节患者,最重要的是要鉴别结节的良、恶性。

对于某些结节需要特别留心：甲状腺结节直径大于 1 厘米；结节虽然直径小于 1 厘米，但超声检查可疑癌征象、头颈部放射线照射史、甲状腺癌阳性家族史者。

鉴别的方法包括甲状腺功能检查、B 超、同位素和结节部位的细针穿刺等。需要考虑手术治疗的包括以下两种情况：①如果穿刺检查结果提示或疑似恶性结节；或特殊(实体或有囊样变)结节多次取材不满意；或结节直径大于 2 厘米、触之坚硬者。②结节巨大，出现了局部压迫症状(影响呼吸或吞咽)、异物感和不适感且患者全身情况允许。

(拓西平)

85.　甲状腺结节该如何治疗

大部分的甲状腺结节是良性结节，不需要治疗，但需每 6～12 个月随诊，复查甲状腺超声和甲状腺激素水平，评价甲状腺结节的变化。良性结节多生长缓慢，超声检查若有任何提示可疑恶性的新变化，应重复细针穿刺抽吸细胞学检查，重新评估结节的性质，排除恶性可能。至于是否使用甲状腺素治疗，其指征、促甲状腺素抑制程度、疗效及安全性仍存在较大争议。

目前认为，甲状腺素抑制治疗可以明显增加老年患者房颤、骨质疏松、骨折的发生，不推荐常规用于甲状腺功能正常的老年甲状腺结节患者。若结节有恶变可能，或者出现局部压迫症状，则可考虑手术治疗。

(拓西平)

86.　老年人为什么容易得骨质疏松

老年人容易得骨质疏松，这与老年人的特点及机体代谢情况有密切关系。主要的因素有以下几点。

(1) 营养因素：老年人营养不良，钙摄入减少、饮食中维生素 D 摄入不足，晒太阳少导致皮肤维生素 D 产生减少、肾脏转化活性维生素 D 能力降低以及营养不良导致的维生素 K 不足等。

(2) 激素水平下降：骨密度与雌激素、雄激素水平有重要关联。老年人随着年龄的增加可出现雄激素和雌激素水平的减少，从而导致骨密度下降。

(3) 与骨质疏松有关的慢性疾病：老年人容易伴发风湿性关节炎、慢性肾功能不全、肝脏疾病、甲状腺功能异常等疾病，也是增加骨质疏松的重要因素。

（4）不良生活方式：运动减少，不常晒太阳，吸烟、饮酒等不良习惯也是造成老年人骨质疏松的重要因素。

（拓西平）

87．老年人在日常生活中怎么预防跌倒

跌倒是引起骨质疏松性骨折的重要原因，也是影响老年人晚年生活质量的重要因素。老年人，尤其是骨质疏松的患者，一定要在生活中注意细节，防止跌倒的发生。

老年人在日常生活中应注意做到以下几条：①清除家中杂乱的物品，整理出一条干净整洁的路线，便于老年人在家中无障碍行走。②去掉地毯，或使用双面胶带固定地毯，避免地毯滑脱。③在所有楼梯上都安装扶手和照明灯。④在淋浴间内外和厕所附近安装扶手杆。⑤在浴缸附近和淋浴间的地面上使用防滑垫。⑥避免使用踏脚凳或梯子去够高架子上的物品。⑦延长各种绳状开关的长度，使它很容易被够到。⑧避免在户外结冰的路面上行走。⑨起床速度要慢，进入一个房间时先开灯。⑩在室内、外行走都要穿鞋，避免赤脚或穿拖鞋。

（拓西平）

88．老年人骨质疏松的早期信号有哪些

骨质疏松没有明显的症状，极易被忽视，当已经出现骨折时，再进行防治为时已晚。因此，绝经后的女性以及 65 岁以上的人需特别留意一些日常生活中骨质疏松症发出的信号，最大限度地避免这种原发性骨质疏松带给我们的伤害。

（1）身高下降：由于人体脊柱对身体起着支撑作用，骨质疏松会造成脊椎压缩变形、前倾、背曲加剧，易导致椎体变形和身高缩短。这种现象常常被老年人忽视，以为是人到老年的自然现象。

（2）腰背疼痛：老年骨质疏松最常见的症状以腰背酸痛为表现，疼痛以脊柱向两侧扩散，仰卧位或坐位症状减轻，直立位或久坐、久站后症状加重，弯腰、运动、咳嗽或大便时疼痛加重。

（3）指甲变软、牙齿松动：由于骨质疏松患者的骨质会流失，所以会引起指

甲变软。随着年龄的增加，骨骼的状态也开始走下坡路，骨密度越来越低，导致牙槽骨不坚固，牙槽骨骨质疏松就很有可能发生。

（4）体重下降：大约有 7% 体重下降的女性在 5 年内会出现骨质疏松，而骨质的丢失会增加骨折的风险。

（5）走路不稳：骨质疏松后，骨骼承重能力下降，肌肉能力随之下降，其平衡能力也会随之下降，走路不稳，容易摔倒。由于老年人对疼痛敏感性差，有的已经发生了骨折，但未感到明显疼痛，不及时就诊，容易耽误治疗。因此，老人只要跌倒就要及时就诊。

（6）皮肤变薄：当皮肤较正常皮肤变薄时，也提示着骨质疏松。这是因为身体内的钙质参加全身所有组织器官细胞代谢，同时也具有营养皮肤及治疗皮肤病的作用，缺钙会导致骨质疏松，同时也会伤及皮肤。

（7）活动能力减退：发现关节活动发僵，伸展身体时出现不适，感到容易疲劳，双下肢沉重、动作缓慢。

（拓西平）

89.　骨质疏松可以预防吗

老年骨质疏松主要可以通过两个方面来预防：一是最大限度增加年轻时候的骨量，二是降低晚年骨丢失的速率。主要的途径包括 3 种。

（1）饮食预防：由于钙参与骨的代谢，是形成骨的重要营养元素，在日常饮食中增加钙的补充是有效的预防措施。在儿童期或青春期进行补钙能够有效地预防骨质疏松的发生。多摄取含钙量高的食物，如牛奶、奶制品、豆类、芝麻等。维生素 D 可促进肠道对钙的吸收，参与骨重建的调节。动物肝脏、奶油、蛋黄、鱼子、海鱼及鱼肝油等含钙量较多。适量的蛋白质摄入有助于钙的吸收，但不可过高或过低。大豆蛋白的摄入有利于钙的吸收，特别是大豆中含有异黄酮，有较好的预防骨质疏松的作用。

（2）运动预防：运动锻炼是通过肌肉张力的机械应力刺激成骨细胞，促进骨形成和骨重建，可以维持或增加骨量，而且增加骨的弹性。中年时期运动可对机体产生多方面的益处。老年时期运动不仅可减缓骨量的丢失，还可以改善机体的各项生理功能、提高生活质量、降低跌倒的风险。运动方式包括走路、慢跑、体操、跳舞、骑车、球类运动等，运动强度应适应老年人的情况。运动的最高心率应控制在心率＋年龄＝170 次/分以内。运动时间为 20～30 分钟，每周 3～5 次。

循序渐进,持之以恒。

（3）健康的生活方式：健康的生活方式对预防骨质疏松有益。吸烟、酗酒、喝浓咖啡均可增加骨质疏松的危险性,啤酒比其他酒类对髋关节骨折的影响更为显著。要合理膳食,多吃富含钙、磷的食物,适当运动锻炼,不吸烟,少饮酒,少喝浓咖啡、浓茶和碳酸饮料,适量地摄入蛋白质。

（拓西平）

90. 哪种体育锻炼方法比较适合老年人预防骨质疏松

体育锻炼不仅可以增加骨密度,还可以增加肌肉力量和平衡能力,减少跌倒和骨折。有报道指出,假如中老年人卧床一个月,骨质流失相当于平时一年的流失量。肌肉附着在骨头上,对骨头有牵引作用,牵引力越大,对骨头刺激越大,骨头就会越硬,因此即便是因为骨折等需要卧床休息,也应该适当锻炼运动,减慢骨质流失的速率。

骨质疏松患者可以适当进行运动和体育锻炼,但是必须在医生的指导下进行。以下 3 种运动适合骨质疏松患者：适度的力量训练、柔韧性训练、负重的有氧运动。

（1）力量训练：包括器械训练或者水中训练,可以增强上臂和脊柱的力量,还能减慢骨质疏松的进展。

（2）柔韧性训练：能增加关节活动度,有助于身体平衡并防止肌肉损伤,同时有助于保持体形。伸展运动应该在肌肉充分活动后缓慢、温和地进行,应避免过度弯腰,以免发生压缩性骨折。

（3）负重的有氧运动：包括散步、跳舞、爬楼梯以及园艺劳动等。这类运动可以锻炼下肢及脊柱下部的骨骼,减少骨骼矿物质的流失。游泳等水中有氧运动同样有益于身体健康,但对阻止骨骼矿物质流失作用不大。这类运动更适合患有严重骨质疏松的患者及骨折恢复期的患者。

建议老年人健康生活,在日常生活中跑跑步、活动活动筋骨,约上三两好友或者陪同家人外出散心,划划船、游游泳、散散步、跳个舞、养个花草等,都是合适的预防骨质疏松的方法。

（拓西平）

其他老年病保健

91. 老年人吞咽障碍怎么办

吞咽障碍是由生理老化或疾病引起的饮食困难,不能安全有效地把液体和固体食物由口送到胃内。据调查,社区老年人中发生率约为 16％,住院老年患者的发生率为 30％～40％,老年护理院、养老院的高龄老人 50％以上存在吞咽障碍。

吞咽障碍影响老年人的生活质量和营养,可能发生呛咳、哽噎;因害怕误吸而减少饮水和进食量,导致脱水、体重下降、营养不良、贫血;增加吸入性肺炎、窒息和死亡风险。

吞咽障碍有以下常见的临床表现:①饮水时出现呛咳。②吞咽时或吞咽后咳嗽。③进食时发生哽噎。④进食后有食物黏着于咽喉内的感觉。⑤在吞咽时有时会出现疼痛症状。⑥进食时出现口、鼻反流,进食后呕吐。⑦经常且反复发生原因不明的肺炎。⑧常出现隐性误吸。

食物改性是吞咽障碍的基础治疗。液态食物,如牛奶、水、汤汁、果汁等最容易引起误吸。使用增稠剂可以增加食物的黏稠度,降低食物的流动速度,有利于吞咽时气管及鼻腔及时关闭,防止误吸和脱水。固体食物应当细软、均匀、不含团块、无刺无骨、不分散,也可经粉碎机搅拌成糊状或泥状食物,或者做成幕斯类,易于咀嚼吞咽,避免食物颗粒在咽喉部位残留,减少吞咽引起的呛咳和肺部感染。

(1) 坐位进餐是最安全的进餐方式,卧床患者将床头抬高至少 30 度。

(2) 有义齿的老人,应戴上后进食。把食物放在口腔最能感觉到食物的位置,最好放在健侧舌后或健侧颊部,有利于食物吞咽。

(3) 掌握好一口量,每次摄食入口量以 5 毫升左右或 1 小勺为宜。防止量过多导致食物从口中漏出或引起咽残留导致误吸。但是一次喂食量过少,难以诱发吞咽反射。

(4) 前一口吞咽完成后再进食下一口,避免 2 次食物重叠入口的现象。

(5) 进餐前后清洁口腔、排痰。

(6) 进餐的环境要安静、舒适,减少进餐者的分心次数,进餐时不要大声说话，以保持轻松、愉悦的心情，促进食欲。

（孙建琴）

—— 专家简介 ——

孙建琴

孙建琴，复旦大学附属华东医院营养科主任、教授、博士研究生导师，长期从事医学营养医疗、教育、研究、防治工作。担任多本学术杂志的编委。

92.　老年人得痔疮怎么办

老年痔疮的临床表现多样且不典型，如便血、肛门瘙痒、排便困难、疼痛、"痔块"突出等，有时需要与直肠癌、直肠息肉、直肠脱垂等疾病鉴别，切不可认为老年痔疮是小病，忽视了上述疾病。因此当出现上述症状时，老年朋友应及时去正规医院就诊。

老年人得痔疮怎么办？一般轻微痔疮，包括Ⅰ～Ⅱ期痔疮，及时调整饮食、适当运动、注意保持肛门清洁，局部肛门栓剂给药或口服痔疮药物都可以缓解症状。如症状较重，Ⅱ～Ⅲ甚至Ⅳ期，就必须考虑手术治疗了。

老年人由于年龄较大，传统手术治疗疼痛多，老年人身体受不住。针对这类情况，现在新一代的微创技术(PPH)比较适合体质较弱的老年人群，相比较传统疗法，具有创伤小、流血少、恢复快的特点，术后 12 小时就可以排便，不用拆线、换药，是老年人治疗痔疮的首选方法。

（刘　军）

—— 专家简介 ——

刘　军

刘军，复旦大学附属华东医院普外科副主任医师。对于诊治肛瘘、痔疮、肠息肉、慢性便秘以及胃肠道肿瘤具有丰富临床经验。

93.　如何预防痔疮

首先，养成规律排便、保持肛门部位卫生的好习惯。一般每天早晚两次排便，长期坚持这样的排便习惯，可使肛门静脉回缩、痔核萎缩、血流自如。不但能控制病情的发展，还可能使患处逐渐恢复正常。排便时不要过分用力，排便时间不宜过长，逐步纠正便时看书、读报的不良习惯。

其次，注意饮食调节。多吃蔬菜、水果，如菠菜、芹菜、茭白、西瓜、梨、香蕉等。此外，蜂蜜、泥鳅、黑木耳、萝卜等都是防治痔疮有效的保健食品。痔疮患者宜清淡饮食，尽量少吃或不吃辛辣、油腻过重和熏煎食品。

同时，也要保持健康的心态和适度的运动。多参加一些有意义的健身活动，如打太极拳、做体操、散步等，坚持每天做肛门收缩运动，一收一放，每次 50 下，坚持做非常有利于防治痔疮，避免久坐、久站、久蹲。

（刘　军）

94. 得了疝气该怎么办

疝气，俗称"小肠气"。发病初期表现为站立时腹股沟部位有包块鼓出，用手可按回。通常没有什么不适症状，少数患者局部可有酸胀感，特别是长时间行走或站立后。平卧休息后，症状可缓解，包块也可消失。患者多为男性，常见于小孩和老人。男性在胎儿发育过程中，睾丸从腹壁的深处穿透腹壁深筋膜，沿着腹股沟管下降到阴囊内，而穿透腹壁的位置就形成了先天性的薄弱区。腹腔内的肠管或其他内脏器官在腹腔压力的作用下从该薄弱区鼓出，就形成了疝。因此，"小肠气"和气是没有什么关系的。

一旦发现腹股沟部位有包块鼓出，应到正规医院就诊。不是所有腹股沟部位的包块都是疝气，这需要专业的医生做出诊断。特别是当鼓出的包块不能按回去时，就形成了医学上说的"嵌顿疝"，这是需要急诊手术的。延误就诊时间会导致嵌顿的肠管坏死，甚至威胁生命。

手术修补腹股沟薄弱区是唯一治愈疝气的方法。但对于 1 岁以内的婴幼儿，可采用疝托，防止疝气突出，待腹肌发育增强腹壁后可自愈。目前主流的外科治疗方式是采用人工合成的补片修补腹股沟薄弱区。

（胡星辰）

95. 老年人如何防治白内障

白内障是一种中老年最常见的致盲性眼病，以视力减退、视物模糊为主要表现。其发病率高,80 岁以上的老年人患病率将达到 100％。随着年龄的增长,眼球内的晶状体蛋白质在多种因素的作用下发生变性,失去原有的透明度,逐渐变混浊、变硬,失去弹性,影响光线进入眼内到达视网膜,让人感觉"东西看不清""雾蒙蒙""像隔了层纱"等。

常有患者会问:"医生,我会不会得白内障?""怎么样才能不得白内障?""我年轻的时候视力很好,老了应该不会得白内障吧?"其实每个人都会得白内障,只是出现早晚、严重程度轻重的差异而已。老年性白内障的病变过程通常有四个关键时期:早期(视力轻度下降)、未成熟期(视力明显减退,晶状体急剧膨胀)、成熟期(视力进一步下降,晶状体完全混浊,呈乳白色)以及过熟期(晶状体的病变会引起多种严重的并发症,甚至导致永久失明)。许多患者认为必须等到白内障"完全成熟了",才是合适的开刀时机。这种错误的观点,不仅影响患者生活质量,还会增加手术难度,影响术后效果,耽误最佳手术时机。

虽然白内障的发生与发展不可逆,但通过一些方式可以预防及减慢白内障的进展。①避免紫外线,户外可佩戴深色眼镜。②避免眼外伤。③多食用蔬菜、水果,补充各类维生素。④控制血糖、血压、血脂,低盐、低脂、低糖饮食有利于身体健康。⑤不吸烟、不嗜酒,养成良好的生活习惯。

手术是治疗白内障唯一且有效的手段,没有任何药物可以替代。因此,如果出现视力模糊等症状,请及时到医院眼科进行专业的检查,莫错失最佳手术治疗时机。

(沈念慈)

96.　为什么老年人容易患青光眼

青光眼是全球第一位不可逆性致盲眼病,是一种视神经受损的疾病,通常由眼压升高引起,部分人眼压不高。一旦患上,就意味着不可逆性的眼部损伤已经开始,患者视野逐步缺损。比较形象的比喻是:"假设正常人能看到树上 10 只鸟,青光眼患者只能看到 9 只甚至更少。"

青光眼有两种主要类型:开角型和闭角型。开角型和慢性闭角型青光眼老年患者眼压缓慢升高,让人难以察觉,一点点"偷走"患者的视野。长年累月,老年患者渐渐耐受了眼压的缓慢升高。伴随着眼压长期增高,患者视神经逐渐萎缩,视野受损,等到视力下降看不清楚了,以为得了白内障,开始四处求医,然而这时候往往青光眼已到了终末期,即便手术解决了白内障的问题,视野也不能恢复了。

随着年龄的增长，前房角功能减退，晶状体膨胀等会引起闭角型青光眼患者急性发作。发作时多于夜间及凌晨，患者常出现难以忍受的眼胀伴有同侧头痛、恶心、呕吐、烦躁不安等症状，有时头痛甚于眼痛而掩盖了眼部病变，到医院神经科、心血管内科等就诊，而没去看眼科。接诊医生往往凭经验把注意力集中在脑血管病等内科疾病的诊疗上，往往忽视了眼部检查，耽误了疾病的治疗。青光眼大发作就好比堤坝决堤，即便使尽浑身解数把破口补上了，高眼压引起的视功能损伤是无法逆转的，并且有了第一次就会有第二次、第三次……每一次的发作，都会加重视神经功能的损伤，严重者会失去光明。

（沈念慈）

—— 专家简介 ——

沈念慈

沈念慈，复旦大学附属华东医院眼科主任，主任医师。上海市医学会眼科专科分会委员、青光眼学组组长。擅长诊治青光眼、白内障、眼底病等眼科疑难疾病，尤其对高龄老年人的眼科手术积累了一定的经验，对各类青光眼的诊断、治疗有独到之处。

97. 老年性鼻出血如何防治

鼻出血可发生在任何年龄，但是老年人更易鼻出血。这是由于老年人随着年龄增大，多有不同程度的血管硬化，且血管脆性增加，易引起鼻腔毛细血管破裂而出血。如果患有高血压，则鼻出血的可能性更大。老年人对气候的适应能力也较差，秋燥和冬季寒冷季节也常会引起鼻出血，因此我们要掌握老年人的特点，做好鼻出血的防治。

首先老年人要保持乐观的情绪、适度锻炼、增强体质、保持正常的血压、遇事不能过于紧张。其次，秋冬季节注意保暖，防止因寒冷刺激而导致血管收缩，养成定期检测血压的好习惯，控制高血压。再次，注意对鼻腔黏膜的保护，防止鼻腔干燥，可用生理盐水洗鼻，也可用生理海水喷鼻剂进行鼻腔护理，必要时可用油性滴鼻剂滴鼻。最后，要注意饮食、预防便秘，多吃谷类、新鲜蔬菜和水果等富含维生素的食物，也可适量食用蜂蜜及香蕉等有润肠通便作用的食物。

如果一旦发生鼻出血，切忌紧张和惊慌。首先让患者取坐位或半卧位，头稍向前倾，用食指和拇指捏紧两侧鼻翼 3～5 分钟，同时于额部、颈部反复置换冷毛巾或冰袋冷敷，这一简便的止血措施对大多数鼻出血有止血效果。如果尚不能奏效或基本止血后，则均应及时送医院治疗。血流进口腔，切记不要咽下，以免血液进入胃里而引起呕吐，最好轻轻吐在杯子里，以便观察出血量。同时要密切注意血压等全身情况，如果出现脉搏快、面色苍白、出冷汗等症状，应及时拨打"120"急送医院治疗。对间歇性少量鼻出血患者，需到门诊进行必要的检查，如鼻内镜检查等，寻找出血的原因，排除鼻部器质性病变。

（章如新）

—— 专家简介 ——

章如新

章如新，复旦大学附属华东医院耳鼻咽喉科主任、教授。上海市中西医结合学会耳鼻咽喉科专业委员会主任委员，中华医学会变态反应学分会全国中西医结合学组副组长。擅长耳鼻咽喉疾病的诊治。

98. 老年性聋为什么需要早期治疗

老年性聋又称年龄相关性听力损失，主要是指随着年龄的增加逐渐发生的以高频听力下降为主的感音神经性听力损失。世界卫生组织（WHO）统计结果表明，老年性聋位于老年人听力致残原因之首。老年性聋不仅与年龄老化有关，一些老年性疾病，如糖尿病、高血压、高脂血症、冠心病、动脉硬化等，以及遗传、环境、饮食营养、精神压力、代谢异常等因素，均可能与老年性聋的发生、发展密切相关。

老年性聋的发病隐匿，过程缓慢，不易被发现，使患者得不到有效的治疗，故早期发现、早期治疗十分重要。筛查可发现一些早期未能觉察的老年性聋，早期干预可有效地促进患者的听觉功能恢复及延缓听力衰退。

老年性聋患者可以通过改善生活习惯延缓听力下降，主要包括：①注意饮食，尽量避免高糖、高脂食物，戒烟酒，防治心血管疾病。②积极治疗高血脂、高血压、糖尿病、冠心病及动脉硬化等老年性疾病。③避免接触环境噪声。④避免应用耳毒性药物。⑤保持心情舒畅，进行适当的体育活动，改善内耳血液循环等。

同时，对听力下降明显影响日常交流的老年性聋患者，可采用听力康复手段,包括佩戴助听器、人工耳蜗植入、骨锚式助听器和振动声桥,为老年性聋患者带来良好的听觉能力,增加社会交往的信心,提高生活质量。

(章如新)

99. 老年瘙痒症该怎么办

老年瘙痒症是由于老年人皮肤退行性萎缩、干燥,皮脂腺功能减退所引起的最为常见的皮肤疾病。"遍身瘙痒,并无疮疥,搔之不止"指的就是老年瘙痒症。尤其在寒冷季节、夜间脱衣入睡时、洗热水澡或使用碱性的肥皂后,表现为单纯瘙痒而无皮疹。

发生瘙痒时,请勿用力抓挠,应先去专科请专业医师指导用药。即使手头有几种药,也需要专业医师判断使用哪些药物更加合适。在治疗瘙痒症时,一般建议未继发皮炎者,少用激素,可以单纯使用一些止痒的药膏,如樟脑霜等;严重者可考虑口服一些止痒的药物,还可能需要使用镇静类药物,或封闭疗法。切忌自己乱用药物,倘若药不对症甚至滥用激素,只会使病情更加严重。同时,还是要对引起皮肤瘙痒的原发性疾病进行系统治疗,通过避免接触变应原、停用可疑药物和有效治疗原发病,瘙痒症的临床症状可以很快得到缓解。

对于老年瘙痒症患者的日常护理,可以参考如下护肤建议。

(1)洗澡勿勤。干燥的冬季,建议根据个人的皮肤状况,年轻人可以2～3天洗一次澡,老年人每周洗1～2次澡,洗澡时尽量减少肥皂、沐浴露的使用,避免脂膜的流失。这样既能保持清洁,又不至于让皮肤过于干燥。

(2)水温勿高。水温过高,皮肤表层的正常油脂和水分散失更快,更加伤害角质层。建议冬季老年人洗澡水温不宜高过 40 ℃。

(3)时间勿长。一般洗浴时间建议在 15 分钟左右,尽量不要超过半个小时。

(4)及时涂抹保湿霜。建议用厚一点的霜剂,可用医用尿素膏。如已有瘙痒症,可用医用软膏制剂替代保湿霜涂抹。

(王宏伟)

—— 专家简介 ——

王宏伟

王宏伟,主任医师、教授,复旦大学附属华东医院皮肤科主任。上海市康复医学会皮肤康复专业委员会主任委员,中国医药教育协会皮肤病医学专业委员会副主任委员，中华医学会皮肤性病学分会肿瘤学组委员，中华医学会激光医学分会激光美容学组委员；上海市中西医结合学会皮肤科分会委员。擅长各种疑难性皮肤病诊断与治疗，特别是银屑病、白癜风、带状疱疹、痤疮、尖锐湿疣等难治性皮肤病的光医学治疗。

100. 日光性角化病就是老年斑吗

日光性角化病是长期日光暴露所引起的一种癌前病变，电离辐射、热辐射、紫外线、沥青、煤焦油产物等也可引发本病。多累及经常日晒的中老年人，白种人发病率较高，好发于暴露部位，如头面、手臂等部位。

皮损为淡褐色或灰白色的圆形或不规则形角化性斑丘疹，直径为 0.5～1 厘米，境界清楚，呈单发或多发，表面覆盖干燥粘连性鳞屑，厚薄不等，不易剥离，周围有红晕，偶见角化明显、增厚呈疣状，无自觉症状或轻痒，皮损发生部位多有明显的日光损伤，表现为干燥、皱缩、萎缩和毛细血管扩张，也常伴发老年性雀斑样痣，通常不发生转移，但它具有发展为皮肤鳞状细胞癌（鳞癌）的潜在危险，未经治疗的患者约 20% 可发展为鳞癌。因此早期发现和诊断皮肤癌前病变，并给予积极预防和干预，就可以使皮肤肿瘤得到很好治疗和控制。本病临床表现不痛不痒，又不影响日常生活，多不引起人们的重视。有时会将癌前病变日光性角化病当作老年斑等，而延误病情，需多加重视和防范。

对皮损单一或数目少者，可应用液氮冷冻、电烧灼、激光等治疗，但有一定的创伤和不良反应。多发性或大面积皮损可局部外用 0.1% 维 A 酸软膏、1%～5% 的 5-氟尿嘧啶软膏或溶液，口服阿维 A 酯等。光动力疗法是一种新兴的安全有效的治疗方法。

（王宏伟）

101. 老年人出现手抖就是帕金森病吗

帕金森病常被人们称为"抖抖病"，因此人们顾名思义，往往认为只要手抖就是帕金森病，其实不然。"手抖"对应的医学术语是"震颤"，最容易和帕金森病混淆的就是特发性震颤，但两者的"手抖"有明显的区别。

帕金森病的手抖是指在手静止或休息状态下自发抖动，频率 4～6 赫，医学上称为"静止性震颤"，且部位常见于上肢、下肢、躯干；特发性震颤的手抖多发生在手运动过程中，比如拿杯子、切菜等动作时，医学上称为"姿势性震颤"或"动作性震颤"，且部位常见于头部、下颌、上肢。另外，也有其他导致手抖的原因，如甲状腺功能亢进、饮酒过量、药物诱发、肝脏疾患等。突发的"手抖"应及时就医，尽早明确病因。

对于帕金森病的认识不能仅停留在"手抖"的表现上，其他重要的临床表现要加以注意，例如嗅觉减退、睡眠障碍、抑郁、运动迟缓、表情僵硬、走路慌张等，如有上述怀疑的症状也要及时就诊。因此，一方面不必因出现"手抖"就以为患上帕金森病，另一方面也应该更加关注家中老人行动缓慢、肢体僵硬等情况的发生，及时就医，早期干预治疗。

（刘 军）

—— 专家简介 ——

刘 军

刘军，医学博士，主任医师，教授，上海交通大学医学院附属瑞金医院神经内科副主任。中华医学会神经病学分会委员兼帕金森及运动障碍学组秘书，中华医学会神经病学分会神经生化学组委员，中华医学会老年医学分会神经病学组委员，中国医师协会帕金森及运动障碍医师分会委员兼秘书。擅长帕金森病、痴呆、肌萎缩、肌张力障碍、睡眠障碍等神经科常见病和疑难病的诊治。

102. "抽筋发作"时该怎么做

老百姓经常说的"抽筋发作"大部分可能为神经内科中的"癫痫发作"，癫痫表现千差万别，较为常见的表现为神志丧失、全身强直和抽搐、牙关紧闭、口吐白沫、双眼上翻，常伴有舌咬伤、小便失禁甚至窒息等。

那么碰到身边有人发生"抽筋发作"时，除了迅速拨打"120"急救电话以外，在医生到来之前我们可以做些什么呢？

首先，不要试图阻止患者抽动。抽搐发作时外加阻力并不能终止其肢体抽搐，反而会对其骨骼、肌肉、软组织等造成伤害。其次，为患者提供相对安全的环境，防止二次伤害。当患者发生摔倒时，可以将患者扶躺在平坦光整的地面，并清除可能对其造成损伤的硬物、锐物。解开患者衣领，将其头转向一侧以利于口中呕吐物和分泌物排出，防止误吸、窒息，如有牙关紧闭，可将毛巾等塞入其口腔，防止舌咬伤。抽搐发生时，喂水、喂药也是不可取的，此时患者神志不清，喂水、喂药容易造成误吸，引起呼吸道梗阻。最后，如果了解患者发作持续的时间和表现，应提供给医务人员，对其进一步的诊疗非常有帮助。

（刘　军）

103. 记性变差就是得了老年性痴呆吗

随着年龄的增长，身体各器官（包括大脑）的功能逐渐衰退，老年人的记忆力会出现下降，这是自然的规律。记性不好并不等同于痴呆，但是，记忆力减退常常是老年性痴呆的早期表现，记忆力及其他认知功能障碍往往在不知不觉中产生，并逐渐加重。因此当老年人的记忆力减退时，应该引起足够的重视，而不是仅仅把它当成正常衰老的过程。

一般而言，如何判断记忆力减退是在正常范围，还是痴呆的早期症状是个专业性比较强的医疗问题，需要留给医师或相关人员进行判断。对于老百姓而言，如果出现以下一些现象，应该特别留意：记忆力较明显地减退，尤其是对刚刚经历过的事情特别容易忘记；学习新事物的能力减退；语言表达出现困难，经常找不到合适的词语；情绪容易波动，性格发生改变。提醒老年朋友，如果出现以上这些现象时，建议找专家咨询。

虽然记忆力的下降是步入老年进程中不可避免的现象，但在日常生活中，我们仍然可以做一些事情来保护我们的大脑，比如健康的饮食，食用多种蔬菜和适量的水果；如果身体条件允许的话，每天坚持 20 分钟以上的锻炼，运动量应适合老年人；多参加各类丰富的社会活动，所谓"用进废退"，在生活中也要多注意锻炼大脑。除此之外，有高血压、糖尿病或高血脂的老人一定要好好接受治疗，将血压、血糖、血脂等控制在正常的范围内，这些都有助于大脑保健。

（肖世富）

104. 老年抑郁怎么治疗

老年抑郁在老年人中很常见，可占老年人口的 10％～20％。老年抑郁的特点是常合并认知功能损害、躯体化症状、疑病症、焦虑等。老年抑郁和老年性痴呆有一定共病的概率，因此，及时就诊非常重要，要按照医生的医嘱规范治疗。

当服用抗抑郁药疗效不佳时，可能存在多种原因，如服药的不规范、长期存在持续的社会心理应激因素等，也会有部分的患者即使在规范服药的前提下，病情改善仍不彻底,情绪、记忆、生活能力都无法恢复到病前的状态。当抗抑郁药效果不佳,而又合并认知功能下降时,情况比较复杂,有时医生也无法在早期做出准确判断。当遇到这种情况时,一定不能因为疗效不佳而放弃治疗,而要将情况及时反馈给医生,让医生了解自己病情的动态变化,根据情况逐渐调整治疗方案。

一般而言,调整抗抑郁药物、合并促认知药、心理干预等措施往往是不错的选择。但是,最为重要的是,要建立对治疗的信心,积极主动地配合医师,坚持服药,这对控制病情发展、改善预后无疑具有非常积极的作用。

（肖世富）

◀ "上海市精神卫
生中心老年科"
微信公众号

105. 老年人常患的神经痛有哪些危害

神经痛是指神经结构受损或功能紊乱而导致的疼痛。很多患者罹患神经痛后,往往会出现自发性的疼痛,有的还会在穿衣、碰触等轻微刺激后出现更加难以忍受的疼痛,也有的患者是对比较轻的疼痛刺激感觉强烈。不同的患者对神经痛有着不同的感受,有的觉得患处在被火烧,有的觉得好像在被针扎,还有的患者会觉得患处有一种被雷击的痛苦感受。

造成神经痛的原因有很多,任何导致神经结构受损或功能障碍的疾病都可能造成神经痛的出现。带状疱疹、脑卒中、糖尿病性周围神经病、恶性肿瘤等,都可能造成神经痛。而在老年朋友中,最常见的神经痛是糖尿病性周围神经痛和带状疱疹后神经痛。随着生活水平的提高,加上很多老年朋友缺乏锻炼、饮食结构不合理,老年人中糖尿病的发病率逐年上升,罹患糖尿病性周围神经痛的老年朋友也越来越多。而带状疱疹后神经痛的发病率随年龄增长而迅速增加,因此罹患带状疱疹后神经痛的老年人也非常多见。

许多老年朋友认为,神经痛不致命,不用去医院,自己随便买点止痛片就可以了。其实,这种观点是不正确的。若任其发展,神经痛会给患者带来非常严重的后果。长期被神经痛造成的坐立难安、睡眠障碍、情绪低落所困扰的患者,比健康人更易罹患抑郁症,日常起居、社交活动都会受到影响,更有甚者会产生轻生等极端想法。因此,老年朋友应当对神经痛重视起来。应该按照神经内科医生的指导,选择有效的治疗方法坚持治疗,特别是不要觉得疼痛有所改善就自行随意停药。对于由糖尿病、脑卒中等导致的神经痛,要重视对原发病的治疗和管理。此外,好的生活习惯也十分重要。患有神经痛的老年朋友,应该坚持健康的饮食习惯,保证充足的睡眠,保持健康积极的心态,树立起战胜疾病和疼痛的信心。而适度参加体育运动强身健体,对促进神经痛的缓解和康复有十分重要的作用。

(王 毅)

—— 专家简介 ——

王 毅

王毅,医学博士,教授,主任医师,复旦大学附属华山医院神经科副主任。中华医学会神经病学分会神经心理与行为神经病学组委员、痴呆与认知障碍学组委员,中华医学会老年医学分会神经病学组委员,上海市医学会神经病专科分会委员,上海市医学会老年医学专科分会委员,中国老年保健医学研究会老年认知心理疾病分会委员。

106. 老年人如何提高睡眠质量

许多老年朋友都被睡眠质量差所困扰。有的朋友抱怨自己每晚醒来的次数越来越多,躺在床上要过很久才能睡着,还有的朋友发觉自己的总睡眠时间变少了,醒得越来越早,而且常常做噩梦,怎么也睡不深。

老年朋友首先要学会正确评价自己的睡眠质量。其实,随着年龄的增长,人的睡眠时间就会自然减少,对于老年人而言,每个人的睡眠时间存在比较大的个体差异,不能说睡的时间少就代表睡眠质量差。评价睡眠质量,应该以次日醒来感觉为准,若第二天醒来觉得精力充沛、身心舒适,那么睡眠质量还是好的。

睡眠质量和生活习惯有很大的关系。如果出现睡眠质量变差,老年朋友首先应该改善生活习惯。一是要形成规律的作息,做到早睡早起,避免随意改变上床睡觉的时间;二是要多参加户外体育活动,白天适量的运动可以帮助老年朋友更易入睡;三是要注意床上用品的材质和卫生,老年朋友的床垫应当软硬适中,床单、被子也要做到勤洗勤晒。当然,保持心情舒畅,避免多思多虑,避免睡前饮用咖啡、浓茶等刺激性食品,对良好的睡眠也至关重要。

如果针对睡眠障碍的自我调节没有有效改善睡眠,建议老年朋友应及时到正规医疗机构就诊,根据医生的指导接受相应的治疗。除了原发性的睡眠障碍外,睡眠质量变差也可能是由其他一些疾病导致的,如睡眠呼吸暂停综合征、疼痛、内分泌疾病、抑郁症、男性朋友前列腺增生导致的尿频尿急、女性朋友围绝经期综合征等在内的许多疾病,都会造成睡眠质量的下降。这时候,除了应用改善睡眠的药物外,还要在医生的指导下,针对原发病进行有效的治疗。

(王　毅)

107. 老年人用药需注意哪些问题

老年人用药主要需注意以下问题。

(1) 大多数药物或其代谢产物是从尿液排出体外,少部分药物从肝脏经胆道排入肠内,再由粪便排出。老年人的肝、肾功能常有不同程度减退,有的老人还合并有多器官严重疾病,对药物耐受量低,故一定要根据肝、肾功能状况和药物排泄途径及机体耐受性调整药物用量。对于一些非紧急的药物,可从小剂量开始用药,以后视情况调整用量。临床上由于不注意根据肾功能调整药物用量,导致药物蓄积和严重后果的屡见不鲜,较常见的有:降糖药(二甲双胍、格列本脲和成分不明的降糖中成药)、心血管系统用药(地高辛,索他洛尔)、抗生素(头孢他啶、头孢吡肟、亚胺培南、喹诺酮类、阿昔洛韦、更昔洛韦等)、乙胺丁醇、甲氨蝶呤、抗肿瘤药、甲氧氯普胺、瑞舒伐他汀等。

(2) 老年人常多病就诊、多科就诊、多医院就诊、多医生处就诊,但老年人往往不能及时、准确说出所用药物的名称和剂量,有的老人经常让子女或者朋友代配药,这些都容易导致就诊时漏配药或重复用药。比如有的老人同时患高血压肾病、冠心病和腔隙性脑梗死,三个科室都可能需要用"活血药",若一个科室的医生不知晓患者在其他科室用了什么药物,就可能导致同时服用多种活血药,增加出血风险。因此,老人最好有个用药卡,用药卡上写明患者的所有诊断、肾功能和肝功能、用药情况(名称、剂量和服药时间)以及药物过敏史等,每次就诊时都带在身边。

(3) 注意随访,以防药物不良反应:药物大多有一定的不良反应,每次加用新的药物后,都应遵医嘱随访药物疗效和不良反应,若服药后有不适应及时告知亲属和医生。

（4）生活不能自理、记忆力差的老年人,用药安全主要有赖于家庭成员,要管理好药品,尤其是不良反应大的药物。家庭多个成员交替关照老人时,要通过书面形式沟通用药情况,以防漏服、重复服等现象的发生。

（叶志斌）

108. 腰痛一定是腰椎间盘突出吗

不少中老年人都会出现腰背酸痛不适的问题。一般情况下,都会前往骨科、伤科就诊,吃止痛片、按摩、敷药膏,腰痛的症状就会减轻。但是,腰痛不单单是因为腰椎间盘突出或腰椎间盘狭窄引起的,很有可能是由一种血液科疾病——多发性骨髓瘤而引起的。这个往往会被忽视,需要警惕。

多发性骨髓瘤是一种以骨髓中单克隆浆细胞大量增生为特征的恶性血液系统肿瘤。通常以贫血、骨骼疼痛或溶骨性骨质破坏、高钙血症和肾功能不全为主要临床表现。多发性骨髓瘤多发于中、老年人,一般发病年龄约为 65 岁。目前病因尚不明确,可能与电离辐射、化学毒物和某些病毒感染有关。部分患者以腰痛为首发症状,多次就诊于骨科和伤科,首次诊断可能是"腰椎间盘突出""腰椎压缩性骨折""骨质疏松"等,但治疗效果欠佳,最终通过一系列检查确诊为多发性骨髓瘤,失去了早期诊断与良好的治疗机会。因此,当老年人反复发生腰背酸痛的时候,请警惕多发性骨髓瘤。

特别提醒

当出现不明原因的骨痛,或病理性骨折,一定要及时看医生,明确病因;未能查明原因的话,最好请血液科医生进行会诊。一个简单的免疫蛋白定量检查就能提供一些线索。

（徐琛莹　吴　方）

—— 专家简介 ——

吴　方

吴方,上海交通大学医学院附属瑞金医院老年病科主任医师。中华医学会血液学分会血栓与止血学组委员,中国老年医学研究机构联盟常务委员,中国老年学和老年医学学会老年医学委员会常务委员。擅长内科复杂疾病的综合诊治，出血病、血栓病、老年病的治疗。

109. 老年人贫血"食补"就够了吗

贫血是老年人中比较常见的临床问题，常表现为头晕、乏力、耳鸣、眼花、皮肤苍白等，当贫血较严重时，甚至会出现心悸、气短等呼吸及循环系统症状。根据联合国世界卫生组织（WHO）规定，成年男性血红蛋白低于 130 克/升，女性低于 120 克/升即可诊断为贫血。由于早期症状不典型，常常被忽视。即使被确诊，老年人也常常认为通过食补，如动物肝脏、肉类、豆类、红枣等就可改善，不需专门就医。

其实，老年人贫血的原因多样，需要予以充分重视。据调查，缺铁性贫血是临床中最常见的老年人贫血原因，常由于进食含铁食物过少、合并消化道疾病等引起。需要通过铁代谢检查以明确诊断。

治疗以补充铁剂为主，在日常生活中除可食用含铁量较高的食物外，可适当补充富含维生素 C 的食物以促进铁的吸收，补充足够的优质蛋白质，以及避免进食咖啡、茶类等阻碍铁吸收的食物。此外，引起贫血的原因还包括营养性巨幼细胞贫血、慢性疾病所致的贫血等。值得注意的是，慢性疾病中，如慢性感染、缺血性心脏病、肾功能不全、血液系统疾病、肿瘤等都会引起贫血。

特别提醒

贫血常常不是一种独立的疾病，而是一种疾病的伴随现象，常为某些重要疾病的首发信号。因此，老年人一旦确定贫血，必须尽快查找引起贫血的原因，及时就医，不应以其年事已高而忽视之。

（章晓炎　吴　方）

110. 老年人腿痛，少动动就行了吗

不知老年朋友们是否注意到，长时间站立或久坐后，常会出现下肢轻微肿胀、甚至疼痛，但经过活动或抬高下肢休息后肿胀可减轻。其实，引起这种情况的主要原因是静脉回流不畅。若长此以往，使得血液在深静脉内凝结、阻塞管腔，则可导致血栓形成，即深静脉血栓，是临床上的常见病和多发病。该病除可

导致患肢出现肿胀、供血异常甚至坏死以外,其最严重的并发症是静脉血栓脱落,引起肺动脉栓塞而危及生命。

老年人的静脉血流缓慢,更常因高血压、高血脂、糖尿病等慢性疾病而使血液处于高凝状态,因此本身就是该病的高危人群。尤其是高龄、肥胖者,必须警惕该病的发生。若已出现下肢肿痛的情况,应到医院就诊,行简单而又经济的 B 超检查就能明确诊断。

在日常生活中,老年人也要注意预防该病。饮食方面,鼓励进食清淡、低脂、高纤维的食物,同时保持大便通畅。老年人不宜长时间制动,坐长途飞机或其他交通工具时,应定时活动下肢,促进血液循环。若因疾病限制,需要长期卧床的患者,护理人员应每天帮助做屈膝、屈踝及肌肉按摩。接受手术的患者,应在医师指导下穿着弹力袜,必要时口服抗凝药物。

特别提醒

切勿认为一切腿痛都是腰椎疾病、劳损等情况引起的神经痛。下肢深静脉血栓是老年人的常见疾病之一,可表现为患肢胀痛,直立时疼痛加重,皮肤呈暗红色,温度升高,可伴浅静脉曲张。因此,当发现以上症状时,必须尽快就诊,积极治疗可大大减少其后遗症。

（章晓炎　吴　方）

111. 哪些不良生活习惯会致癌

生活中的不良习惯是造成患癌危险增加的一个重要的因素,除了人所共知的吸烟、酗酒等不良生活习惯外,还有下列陋习,若长期存在也会增加癌症的患病率。

(1) 喜欢喝过热的饮品:对于那些喜欢饮用高温(70 ℃以上)饮品的人,较易损伤食管黏膜,形成经久不愈的溃疡,容易恶变成食管癌。

(2) 喜好辛辣食物:喜欢吃蒜、醋和辣椒等刺激性食物,且长期食用者,也可对食管黏膜造成损伤,从而继发癌变。

(3) 偏爱肉食:据大量研究,以畜肉为主食的人患肠癌的比例比只吃少量肉食、多吃蔬菜者要高 2.5 倍,患胰腺癌的危险也随着肉食量的增加而升高。

(4) 少吃蔬果:据统计,因 β 胡萝卜素和维生素 A 缺乏的人,患肺癌的危险是正常人的 3 倍;缺乏维生素 C 的人,患食管癌、胃癌的危险较正常人增加 2 倍和3.5倍;而维生素 E 不足的人中,口腔癌、皮肤癌、宫颈癌、胃癌、肠癌和肺癌等的发生率都会明显增加。因此,少吃蔬菜、水果的人,也容易罹患癌症。

（5）睡眠不足：长期熬夜、通宵工作者,使得机体免疫力下降。而且夜间是人体细胞分裂最旺盛时期,而部分发生变异的细胞因免疫力低,就难以及时被清除,从而极易"熬"出癌症。

（6）常憋大、小便：很多人因为工作或者偷懒而憋大、小便,而粪便中存在大量有害物质,刺激肠黏膜,增加其癌变可能;同理,尿液中也含有多种有害物质,能刺激膀胱上皮使其恶变。因此经常憋大、小便,就可能"憋"出结肠癌、直肠癌和膀胱癌。

（7）生活无规律：起居无规律、三餐不按时、大便不定时、不锻炼、偏爱硬食、吃饭过快、劳逸无度等,不仅可使机体的免疫力下降,也易惹上癌症。

（张　臻　钟　远）

—— 专家简介 ——

钟　远

钟远,上海交通大学附属第六人民医院老年病科主任,主任医师。上海市医学会老年医学专科分会委员,中华医学会老年医学分会内分泌学组委员、脑血管病防治委员会副秘书长。擅长心脑血管疾病、高血压、糖尿病、肾脏疾病及老年记忆障碍的诊治。对老年抢救危重症方面具有较多成功的经验。

112. 癌症为什么会转移到相隔很远的器官

癌症被称为"众病之王",而造成癌症难治的一大原因就是癌细胞的转移和扩散。很多患者在癌症原发病灶还没有明显的症状的时候,已经出现癌症转移到了相隔很远的器官,比如明明是结肠癌,却转移到了肝脏;明明是肺癌,却转移到了脊椎。癌细胞是怎样转移到那么远的器官去的呢?

癌细胞的转移是指肿瘤细胞从原发部位侵入淋巴管、血管或其他途经,被带到它处继续生长,形成与原发部位肿瘤相同类型的肿瘤,这个过程称为转移,所形成的肿瘤成为转移瘤或转移癌。癌细胞也可沿着组织间隙扩张而引起局部浸润,侵入淋巴管、静脉、神经鞘膜和自然管腔等,而形成转移。在适宜条件下,癌细胞能无限增殖,成为"不死"的永生细胞。

机体不同的组织对转移有不同的亲和性,肝、肺、骨髓、脑及肾上腺为常见的转移部位,而脾、肌肉等则很少出现转移。一般血行转移多在病情的后期发生，但肺癌、乳腺癌、肾癌、脑癌、前列腺癌及甲状腺癌等早期即可有血行转移。转移癌并不一定是癌症的晚期，某些癌症的早期也可发生转移。

（崔　亮　钟　远）

113. 治疗癌症的方法有哪些

随着现代医学的发展，已经有了多种对抗癌症的方法。

（1）手术治疗：外科手术是癌症治疗中最古老、最常用的方法，只要是未发生转移的癌，在能做手术的情况下应尽快采取手术治疗。微创手术治疗是通过腔镜、介入等方式在人体内施行手术的一种新技术，具有创伤小、疼痛轻、恢复快、住院时间短、出血少等优势。

（2）放射治疗：简称放疗。属于局部治疗，用高能量粒子或射线，来杀伤癌细胞，是癌症治疗的一个重要的方法。

（3）质子重离子技术：是放疗中的新型技术，能够在对肿瘤进行集中爆破的同时，减少对健康组织的伤害。

（4）化学药物治疗：简称化疗。主要是应用对癌细胞具有杀伤或杀灭作用的药物对癌症进行治疗。化疗分为全身化疗和局部化疗，给药途径包括静脉和口服。

（5）靶向治疗：在细胞分子水平上，针对已经明确的致癌位点来设计相应的治疗药物，药物进入体内会针对性地选择致癌位点来相结合发生作用，使肿瘤细胞死亡，而不会波及肿瘤周围的正常组织细胞，因此被称为"生物导弹"。

（6）内分泌治疗：用药物抑制激素生成和激素反应，或用手术切除产生激素的腺体来杀死癌细胞或抑制癌细胞的生长。

（7）生物治疗：运用生物技术和生物制剂，对从患者体内采集的免疫细胞进行体外培养和扩增后回输到患者体内的方法，来增强机体自身免疫功能，从而达到治疗肿瘤的目的。

（8）基因治疗：将外源正常基因导入靶细胞，以纠正或补偿因基因缺陷和异常引起的疾病，以达到治疗目的。目前尚处于初期临床试验阶段，还不能保证稳定的疗效和安全性，但它的发展趋势是令人鼓舞的。

（陶　钧　钟　远）

114. 中医中不同的"参"区别在哪

从"参"的本意来看,其为象形造字,指须发飘逸的长者。在植物中,与"参"有关的品种也多形似人形,具有细长的根须,因而根据取类比象,中药中的"参"通常具有以形补形、补益人体的作用。在日常生活中,服"参"养生的首要原则便是针对体弱体虚的人群,需则用之。另一方面,实证、热证或者正气不虚的人群则应忌服。

在"参"的诸多品种中,平时作为调补的主要是山参、白参、红参及西洋参。它们均具有补气的作用,但在药性、强度、价格上均有所差异。山参温和而偏润,其补气作用显著,可用于体虚易感,或是产后、术后恢复等一切气虚病症,价格上也较为昂贵。白参功效与人参相似,但力较弱,价格也相对便宜。红参温热而燥,平日里怕冷、四肢冰凉的人群,可以适当地服用一些红参,但其燥性较重,容易耗伤人体的阴液,不宜多用、久用,高血压及热性体质的人群用之则更是"火上浇油"。西洋参与红参性质正好相反,其性质寒凉,能清热养阴生津,可用于烦躁、口干、便秘等热重阴亏的人群。

特别提醒

对于人参最佳的服用方法是采用文火另煎,或隔水蒸 20~30 分钟,连汤带参一起服下。另外,作为调补,山参的用量一般为 1~2 克,白参的用量为 3~5 克。

(徐　辉　顾　耘)

115. 老年患者是否可以长期服用三七

老年人最主要的疾病之一便是心脑血管疾病。其中,心血管疾病体现在两个方面,一是心脏力量不够,无力泵血,而出现四肢怕冷、胸闷心慌、动辄乏力。二是血管自身阻力增加,血液运行不畅。

三七对此两方面均具有作用。从其科属来看,三七与人参同属于五加科,具有与人参相似的强心作用。同时,三七具有很好的活血化瘀作用,能够降低血管阻力。更有价值的是,临床使用活血药往往会担心出血的风险,三七的特点是既能活血又能止血,止血不留瘀,化瘀不伤正。从这个角度,平时适当地服用三七,确实能够预防或延缓心血管疾病的发生。

此外，脑血管意外主要分为出血性的脑溢血与缺血性的脑梗死，对于前者，三七能够止血并预防血止留瘀，对于后者，三七能够化瘀通络，并能够防治由于活血引起的出血。

不过，是药三分毒，孕妇应当尽量避免食用三七。另外，此药容易和土三七混淆，后者有肝毒性，甚至造成急性肝衰竭。因此一定要从正规渠道购买正宗的药材，以免造成严重不良后果。

（徐　辉　顾　耘）

116.　"中华仙草"铁皮石斛是不是人人都能吃

早在唐代开元年间，石斛就已与天山雪莲、深山灵芝、海底珍珠、冬虫夏草等并称为"中华九大仙草"。而石斛名列其冠，一直为历代医家所推崇。当今社会，我国进入了高速人口老龄化阶段，这让"健康""长寿"稳坐生活重要关键词的位置，同时也给养生保健市场带来了制造真假谜题的巨大空间。但被奉为"养生千金草""身体软黄金"的石斛并非是治百病的神药，也不是人人都能吃的补药。

中医认为，石斛味甘，性微寒，归胃、肾两经，具有益胃生津、滋阴清热的功效。多用于阴伤津亏、口干烦渴、食少干呕，或病后虚热、目暗不明者。现代药理研究表明，石斛能扩血管、降血压、降血糖、促进胃液分泌和增强免疫力等。临床上多煎汤内服，或熬膏，或入丸、散。石斛可鲜用或干用，鲜石斛清热生津力强，用量可加倍，15～30 克，适合热病伤津的人服用；干石斛滋阴效果更好，用量可为 6～10 克，适用于胃虚热盛伤阴的人。但脾胃虚寒，或阳虚湿重之人，如平素形寒怕冷、四肢不温、大便溏薄、纳少腹胀、舌苔白腻者应禁服。

此外，在一些温热病早期，尚未出现口干等伤阴的症状，则不可过早服用石斛，以免滋补敛邪，使病情拖延或加重。由于石斛性偏寒，因此怀孕的前 3 个月亦不宜服用，以免造成流产，而在怀孕中期，孕妇可以适当食用石斛，以减少燥热难耐和胃口不好等妊娠反应，亦可提高免疫力。

（潘露茜　顾　耘）

117.　哪些人适合膏方保健

膏方，又称膏滋、煎膏，是一种将中药饮片加水反复煎煮，去渣浓缩后，加炼蜜或炼糖等，及胶类药制成的半固体剂型。膏方具有补虚扶弱、抗衰延年、纠偏祛病等功效，并有服用方便，口味宜人的优点，因此深受人们的喜爱。但是膏方并不适合所有人，那么，哪些人适合膏方保健呢？

（1）中老年人群。中老年人面临着身体由盛到衰的自然规律，全身各个器官亦逐渐衰老，最容易被疾病侵袭，可以通过膏方防病强身，延年益寿。

（2）慢性疾病人群。患有某些慢性疾病的人，如慢性支气管炎、哮喘、慢性胃炎、贫血、慢性肾炎、神经衰弱等，以及手术后、出血后、大病重病后、产后体虚者，在急性期过后，病情相对稳定时，运用膏方进行调理，达到增强体质、巩固疗效的目的。

（3）亚健康状态者。这类人群虽无慢性疾病，但容易感冒、易疲劳，并常常伴有失眠、烦躁、多梦、记忆力下降、食欲差等症状，难以胜任紧张而繁忙的工作。这类人群可通过膏方调理达到纠偏防病的目的。

特别提醒

在服用膏方期间应注意，如遇感冒、伤风、伤食、腹泻时，应暂停服用，待上述疾病治愈后，再继续服用。服用膏方时，应忌食生白萝卜、浓茶等。阴虚体质者，应忌食辛辣、油煎食物，及羊肉、狗肉等。

（潘露茜　顾　耘）

118. 早起锻炼对身体好不好

一日之计在于晨，晨练当然是一个锻炼身体的好方法。现代医学认为，晨练可提高中枢神经系统的功能水平，提高机体的强度、均衡性和灵活性，加速机体的新陈代谢，使人充满活力地开始一天的生活。随着医学科学知识的普及，晨练的人们逐渐多了起来，但是有些人由于未能掌握正确科学的晨练方法，不同程度地影响了晨练健身的效果，甚至适得其反，对身体造成危害。

《黄帝内经》中说"人以天地之气生，四时之法成"，中医养生学一向注重"天人相应"，倡导人们应该掌握自然界的运动变化规律，适应自然气候和外界环境的变化来保养身体，才能健康长寿。晨练也应如此。

很多老年人晚上睡得早，但是一到早上就睡不着了，于是就很早起床，清晨四五点钟就去锻炼身体。其实这样是不科学的，因为那时候的空气中积存了大量的二氧化碳以及氮氧化物、碳氢化合物等空气污染物，晨练运动时深呼吸反而会吸入更多的有毒物质。当太阳出来后,阳光照耀大地,植物的光合作用开始,氧气逐渐释放,上下空气流动,污染物向高空扩散,逆温现象消失,近地面的空气才变得洁净,此时出门锻炼,才会对身体有益。特别是冬季,室外非常寒冷,突然从温暖的室内外出锻炼,很容易引起血压急剧上升,引发急性心脑血管事件,如脑卒中、心肌梗死等。《黄帝内经》在谈到冬季养生时也特别指出要"必待日光"。清晨是一天中较冷的时候,此时阳气虚弱,而寒为阴邪,最伤阳气,可见中医学同样指出过早起床锻炼不利于身体健康。因此,晨练的最佳时间是日出之后,冬季天气寒冷,则更应推迟。

（潘露茜　顾　耘）

www.ingramcontent.com/pod-product-compliance
Lightning Source LLC
LaVergne TN
LVHW051121180726
843512LV00012B/895